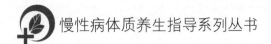

高血压体质养生指导

张晓天　汤峥丽　主编

U0362898

科 学 出 版 社
北 京

内 容 简 介

　　本书以中医"治未病"理论为基础,从中医体质角度出发,共分五个章节,第一、二章介绍高血压的基本知识及中医对高血压的认识,让读者对高血压有一个基本认识;第三章着重介绍了高血压患者的常见体质类型及适合不同体质类型的药茶、药膳、中药及自我按摩等方法;第四章简单阐述了高血压的四季养生,可让读者在不同季节有不同的养生侧重点;最后一章介绍了高血压常见合并症的中医养生方法,有助于综合防治。

　　本书实用性及可操作性强,可供广大高血压患者进行日常自我保健。

图书在版编目(CIP)数据

　　高血压体质养生指导/张晓天,汤峥丽主编. —北京:科学出版社,2015.8
　　(慢性病体质养生指导系列丛书)
　　ISBN 978-7-03-045369-3

　　Ⅰ. ①高… Ⅱ. ①张… ②汤… Ⅲ. ①高血压-养生(中医) Ⅳ. ①R259.441

中国版本图书馆 CIP 数据核字(2015)第 186000 号

责任编辑:朱　灵
责任印制:谭宏宇 / 封面设计:殷　靓

科 学 出 版 社 出版
北京东黄城根北街 16 号
邮政编码:100717
http://www.sciencep.com

南京展望文化发展有限公司排版
上海欧阳印刷厂有限公司印刷
科学出版社发行　各地新华书店经销

*

2015 年 8 月第　一　版　开本:A5(890×1240)
2015 年 8 月第一次印刷　印张:5 1/2
字数:99 000

定价:28.00 元

《高血压体质养生指导》
编辑委员会

丛 书 序

20世纪初,四明医院(曙光医院前身)延医施诊;21世纪初,曙光医院已发展成为位列上海十大综合性医院的三级甲等综合性中医院、上海中医药大学附属医院,从四明医院慈善济困开始,到如今"大医德泽、生命曙光"医院精神的秉持,百年传承中,曙光人始终将"未病先防、既病防变"的中医"治未病"理念作为自己的服务宗旨。从健康俱乐部到健康宣讲团,从曙光中医健康热线到杏林讲坛,弘扬中医药文化、普及中医药知识一直是曙光人不懈努力的方向。

近日,曙光医院拟整合现有资源,实施"中医药文化科普教育基地建设工程",建设目标是实现科普教育的整体策划、分步推进、资源联动,产生规模效应,探索建立中医药科普教育的多维立体传播模式。该项目成功入选"上海市进一步加快中医药事业发展三年行动计划(2014年—2016年)"建设项目。此外,曙光医院还承担了由上海市中医药发展办公室部署的"中医健康素养促进项目"。在这两个项目的建设要求中,科普读物的编写和出版均为重要组成部分。

欣闻本院治未病中心的医务人员积极编写"慢性病体质养生指导系列丛书"，因而欣然同意纳入我们的科普建设项目，并愿意给予各方面的支持。

曙光医院治未病中心是以人类健康为中心，开展个体化预防、保健和诊疗服务，普及"未病先防"的中医健康理念，实施中医体质评估、健康体检、健康咨询指导和综合治疗的临床科室。科室除承担医教研任务外，大力开展中医药科普教育和培训工作，是道生四诊仪上海中医药大学培训基地、WHO上海健康科普教育基地，同时还是"治未病"进社区的主要推动实施者。这次"慢性病体质养生指导系列丛书"的编写，正是他们在亚健康人群及常见慢性病人群健康管理方面所具备深厚实力的又一次展现。

我相信无论是慢性病患者、健康关注者还是临床医务人员，这都是一套十分值得阅读的好书！

上海中医药大学附属曙光医院党委书记

2015 年 7 月

前　言

　　随着生活水平的提高,人们的饮食越来越丰富,而运动相对减少,造成肥胖、高血压、糖尿病等疾病的患病率呈上升趋势,高血压成为常见慢性病之一。2010年《中国高血压防病指南》指出,目前我国约有2亿高血压患者,每10个成年人中就有2个患有高血压。高血压同时也是心脑血管疾病最主要的发病危险因素。我国人群检测数据显示,心脑血管疾病的死亡人数占总死亡人数的40%以上,其中高血压是首位危险因素,每年300万例因心血管疾病而死亡的患者中至少一半与高血压有关。因此,积极有效地预防和治疗高血压就显得尤为重要。

　　中医对高血压的认识源远流长,在历代中医文献中,我们可以找到许多关于"眩晕"、"头痛"、"肝风"、"肝阳"、"头风"证的记载,而其中很大一部分疾病皆与血压升高有关。本书强调中医养生对高血压的防治,以中医"治未病"理论为基础,利用传统医学的综合手段对高血压患者进行调理,并着重从中医体质角度出发,针对高血压人群的易患体质,制订不同类型体质的个体化调护方案,为中医防治高血压打开了新的视角。

总之,患了高血压不要悲观消沉,要保持乐观的心态,在坚持服药和低盐、低脂饮食的同时,采取食疗、运动及中医适宜技术辅助治疗,高血压的防治就不是难事。希望本书能给高血压患者带来帮助!

目　　录

第一章
高血压的基本知识

高血压基本概念

我国高血压按血压水平分类

分　类	收缩压(mmHg)		舒张压(mmHg)
正常血压	<120	和	<80
正常高值血压	120～139	和(或)	80～89
高血压 1 级高血压(轻度) 2 级高血压(中度) 3 级高血压(重度)	≥140	和(或)	≥90
	140～159	和(或)	90～99
	160～179	和(或)	100～109
	≥180	和(或)	≥110
单纯收缩期高血压	≥140	和	<90

高血压按病因分类

原发性高血压：绝大多数患者高血压的病因不明，称之为原发性高血压，占高血压患者总数的95％以上。

继发性高血压：是指继发于其他疾病或原因的高血压，约占所有高血压患者的5％。如由内分泌疾病、肾脏疾病、脑部疾患、血管病变、妊娠期等引发的高血压。

高血压发病的危险因素

年龄：高血压的患病率随年龄增长而增加，35岁以上者，年龄每增加10岁，患病率增加10％。

性别：女性在绝经前的患病率低于男性，但在绝经后与男性差别不大，说明女性绝经后随着雌激素水平的下降，血压升高的危险因素增多。

遗传因素：高血压患者多有家族史，其直系亲属的血压水平比同龄非直系亲属的高。双亲均患高血压的子女发生高血压的危险性大；双亲血压都正常的子女，患高血压的概率只有3％；双亲血压都高于正常的儿女，患高血压的概率为45％；单卵双生兄弟姐妹的高血压相关系数可达55％。

地区：不同地区因饮食结构、生活习惯等不同，人群血压水平也不同，我国北方地区人群高血压患病率要高于南方。

高钠、低钾膳食：人体摄入的钠 75% 来自饮食，人体对钠盐的生理需要量很低，成人摄盐 1～2 克/天足以满足生理需要，摄入过多的食盐可导致高血压。有研究表明，膳食钠盐摄入量平均每天增加 2 克，收缩压和舒张压分别增高 2.0 mmHg 和 1.2 mmHg。而膳食中的钾可以对抗钠的升血压作用。高钠、低钾膳食是导致我国大多数高血压患者发病的主要危险因素之一。我国大部分地区每天人均盐摄入量在 12 克以上，某些北方农村地区可高达 20 克。

超重和肥胖：身体脂肪含量与血压水平呈正相关。BMI＝体重(千克)/[身高(米)]^2，世界卫生组织(WHO)拟定的世界标准是，BMI 在 18.5～24.9 时属正常范围，大于等于 25 时为超重，大于 30 时为肥胖。亚洲人体型偏小，故 BMI 在 18.5～22.9 时为正常水平，大于等于 23 时为超重，大于 30 为肥胖。BMI 每增加 3 kg/m^2，4 年内发生高血压的风险，男性增加 50%，女性增加 57%。有研究显示 BMI≥24 kg/m^2 者发生高血压的风险是体重正常者的 3～4 倍。身体脂肪的分布与高血压的发生也有关，腹部脂肪聚集越多，血压水平就越高。男性腰围≥90 cm，女性腰围≥85 cm 发生高血压的风险是腰围正常者的 4 倍以上。

吸烟：烟草中的尼古丁等有害物质进入血液后，可引起小动脉持续收缩，时间一久，小动脉的动脉壁上的平滑肌就会变性，损害血管内膜，使小动脉的血管壁增厚，而引起全身小动脉硬化致血压升高。吸烟可在短期内使血压急剧升高。吸烟也是心脑血管疾病的危险因素,研究表明高血压患者戒烟后可大大降低并发心血管疾病的危险。

饮酒:少量饮酒后血管扩张,血流加速,精神放松,短时间内血压会有所下降,但这只是短暂作用,长期少量饮酒可使血压轻度升高,过量饮酒则使血压明显升高。酒精吸收后会引起动脉硬化,血脂升高,从而加重或导致动脉硬化。男性饮酒超过 20～30 克/天、女性饮酒超过 10～15 克/天即为过量饮酒。有报道显示,如果平均每天饮酒>3 个标准杯(1 个标准杯相当于 12 克酒精),收缩压与舒张压可分别平均升高 3.5 mmHg 和 2.1 mmHg,且血压上升幅度随着饮酒量增加而增大。

缺乏体力活动:正常血压人群中,久坐和体力活动不足者与活跃的同龄人对照相比,发生高血压的危险高 20%～50%。长时间看电视等静止的行为因素可以独立影响肥胖和糖尿病的发生。看电视时间与肥胖及糖尿病的发病危险呈显著正相关,而肥胖与高血压的水平亦呈正相关。有报道显示,看电视时间每天增加 2 小时,肥胖发病危险增加 23%;静坐工作每天增加 2 小时,肥胖的危险增加 5%。

长期精神影响:长期精神紧张、愤怒、烦恼以及环境的恶性刺激(如噪音),都可导致高血压的发生。劳累、睡眠不足、焦虑、恐惧及抑郁等不良心理也可引起高血压。长期从事高度精神紧张工作的人群高血压患病率明显增加。

原发性高血压的常见临床表现

早期患者的临床表现往往不明显，甚至无任何不适症状，仅在体检时才被发现患高血压，最早患者的血压升高往往是舒张压升高，并且大部分患者的波动性较大，常受精神和劳累等因素的影响，在适当休息后可恢复到正常范围。

临床上常见症状有头痛、头晕、耳鸣、健忘、失眠、乏力、心悸等一系列神经功能失调表现，且症状的轻重往往和血压的高低不成正比。高血压直接引起的头痛多发生在早晨，位于前额、枕部或颞部，也可有头部沉重或颈项扳紧感。

随着病情不断发展，血压增高可趋向于稳定在一定范围，尤其以收缩压增高更为明显。

由于全身细小动脉长期反复痉挛，以及脂类物质在管壁沉着引起管壁硬化，可造成心、脑、肾等重要脏器的缺血性病变，出现相应的临床表现。

有极少数患者，可出现突发性高血压，病情发展急剧，短时间内全身细小动脉强烈痉挛，出现血压急剧升高，同时伴有强烈头痛、头晕、恶心、心悸、视力障碍，甚至昏迷、抽搐等，称为高血压危象。

若细小动脉严重持续性痉挛，可引起脑动脉狭窄、脑微小血栓及微小栓塞、脑血液循环障碍,导致脑缺氧、缺血、脑水肿、颅内压升高。临床表现为突然发病、血压急剧升高,伴剧烈头痛、头晕、呕吐、心悸、视力障碍、神志不清、昏迷、抽搐、一时性偏瘫、视网膜血管有出血和渗出物、视神经乳头水肿、两侧瞳孔不等大、不等圆,称为高血压脑病。

原发性高血压的常见靶器官损害

⟳ 心

血压持续升高,增加了左心室的负担,左心室出现代偿性肥厚,当这种高血压性心脏病进一步发展时,可导致左心功能不全,继而出现右心肥厚和右心功能不全。出现临床症状的高血压性心脏病多发生在高血压病起病数年至十余年之后。由于高血压可促进动脉粥样硬化,部分患者可因合并冠心病而有心绞痛、心肌梗死的表现。

⟳ 脑

如发生脑血管硬化或间隙性痉挛时,常导致脑组织缺血、缺氧,产生不同程度的头痛、头晕、眼花、肢体麻木或短暂性失语、瘫痪等症状。脑血管在以上的病理基础上,可进一步发展而引起脑卒中,其中以脑溢血及脑动脉血栓形成最常见。

🔾 肾

主要为肾小动脉硬化,使肾功能逐渐减退,早期多为肾小管功能损害、尿浓缩功能减退,表现为多尿、夜尿增多;后期肾小球出现缺血性病变,可出现持续性蛋白尿。随着病情不断发展,最终可能导致肾功能衰竭,出现氮质血症或尿毒症。

🔾 眼底

在早期可见眼底视网膜细小动脉痉挛或轻、中度硬化,到晚期可见有出血及渗出物、视神经乳头水肿。

特殊类型高血压的特点

儿童及青少年高血压

(1)以原发性高血压为主:表现为轻、中度血压升高,通常没有自我感知,没有明显的临床症状,除非定期体检,否则不易被发现。

(2)与肥胖密切相关:50%以上的儿童高血压伴有肥胖。

(3)靶器官损害:左心室肥厚是儿童原发性高血压最突出的靶器官损害,占儿童高血压的10%~40%。

(4)白大衣高血压现象较为常见。

老年人高血压

⟳ 以收缩压升高为主

老年人高血压多数表现为以收缩压升高为主,脉压差增大,这与老年人年龄增大,大动脉僵硬度增高、弹性下降、顺应性降低有关,脉搏波传导速度也可明显加快。收缩压的升高及脉压增大可增加左心室后负荷,使左心室肥厚,加重内皮功能紊乱及动脉壁的损害,降低冠脉灌注储备,影响脑血管血流供应,随着收缩压的升高及脉压增大,心脑血管事件的发生率也增加,有研究报道,老年人单纯收缩压升高患者发生脑卒中和冠心病的危险比一般高血压者分别高4倍和5倍。

⟳ 脉压增大

脉压是反映动脉弹性的指标,是老年人重要的心血管事件预测因子。国内外多项研究表明,60岁以上老年人的基线脉压水平与总死亡、心血管病死亡、脑卒中和冠心病的发病呈显著正相关。因此,脉压增大不仅是老年人高血压的临床特点,而且与心脑血管事件直接相关。

⟳ 血压变动大,血压变异大

随着年龄增长,老年人压力感受器敏感性降低,血压调节功能减退,动脉僵硬度增加、弹性减退,顺应性降低以及心输出量下降等变化,使老年人血压波动范围大,而且随着季节、情绪、体位变化而更易显现,而血压的大幅度波动更易发生心脑血管不良事件。

易发生体位性低血压

　　体位性低血压是指立位比卧位的收缩压下降超过20 mmHg,或舒张压下降超过10 mmHg,或平均动脉压降低在10%以上,可伴有头晕、黑蒙,甚至晕倒等脑供血不足的表现,个别患者可有心绞痛的发生。收缩期高血压老年患者常伴有糖尿病、低血容量、应用利尿剂及血管扩张剂等药物时更容易发生体位性低血压。其发生与动脉硬化、压力感受器敏感性降低、反射性调节血压功能减退、血压波动时自主神经调节反应失灵、功能障碍、反应性血管收缩调节减退等有关。故老年人在体位变动时应避免从卧位突然立起,在选择降压药时也应避免选择引起体位性低血压的药物。

易发生昼夜节律异常

　　血压有其昼夜节律的变化,凌晨最低,清晨升高,白天较高,且有双峰(清晨和傍晚),晚上血压缓慢下降,昼夜变化曲线呈构型,夜间血压较白天低10%~20%。在睡眠的影响下,正常人一天的血压有2个高峰和2个低谷:早起6~8点为第一个高峰,8点后开始下降,到中午12点至下午2点为第一个低谷,然后血压开始上升,到下午5点~8

点为第二个高峰,此后血压下降,到凌晨 1～2 点为全天最低点,也就是第二个低谷,然后血压逐渐上升。高血压老年患者常伴有血压昼夜节律的异常,表现为夜间血压下降幅度<10%(非杓型)或>20%(超杓型),甚至表现为夜间血压不降反较白天升高(反杓型),使心、脑、肾等靶器官损害的危险性显著增加。老年人高血压非杓型血压发生率可高达 60%以上。

◎ 并发症与合并症多,恶性高血压罕见

老年人由于生理机能减退,常有冠心病、糖尿病、高尿酸血症、高脂血症、肥胖症等,患高血压后容易引起心、脑、肾的合并症,如心绞痛、心肌梗死、脑卒中、肾功能不全等,此时要特别注意,不要应用使并发症加重的药物。另外,老年人高血压以良性高血压居多,恶性高血压极少,表现为起病缓慢,进展慢,症状多不典型或无明显自觉症状,常在体检中或并发脑血管病时才被发现。

妊娠高血压

妊娠高血压的患病率占孕妇的 5%～10%,分为以下3 类。

妊娠合并慢性高血压:是指妊娠前即证实存在或在妊娠前 20 周即出现的高血压。

妊娠期高血压:为妊娠 20 周以后发生的高血压,不伴

有明显蛋白尿,妊娠结束后血压可回复正常。

先兆子痫:为发生在妊娠 20 周以后的血压升高伴蛋白尿(24 小时尿蛋白≥300 mg),严重可合并胎盘功能异常。

女性围绝经期高血压

围绝经期女性由于卵巢功能衰退,一方面内源性雌激素水平下降,性激素比例失调,另一方面内分泌环境的改变使交感神经系统功能紊乱和血管舒缩平衡失调,导致血压升高。其特征如下:

(1)以收缩压上升为主,舒张压改变较少或无改变。

(2)血压水平不稳定,但血压水平的高低与症状的严重程度没有绝对关系。

(3)伴有自主神经功能紊乱症候群,如头痛、眩晕、性情急躁、阵发性潮热、自汗盗汗、心悸、失眠、腰膝酸软、月经紊乱等。

(4)一般无明显靶器官损害。

第二章
中医对高血压的认识

中医典籍中并无高血压病名,时至今日,亦未形成统一病名,但据其以眩晕、头痛为主要临床表现的特点,目前临床上多将其归入眩晕、头痛范畴。中医学对于高血压的认识源远流长,主要来自对"眩晕"、"风眩"、"肝风"、"肝阳"、"头风"的理论认识。从《黄帝内经》时代至今,历代医家通过长期大量的临床实践,逐步形成了完善的理论体系。

高血压中医病因病机

发病因素

⊃ 先天禀赋差异

人之禀赋来源于先天,肾为先天之本,藏精、主骨、生髓,脑为髓海,受肾精滋养,而肾之精气强弱秉承于父母,高血压的发病有着明显的家族聚集现象,说明与人体的先天禀赋密切相关,这与现代医学高血压发病机制中的遗传因素不谋而合。肾之不足,有阴虚阳虚之别,阳虚体质之人,机体阳气亏虚,脏腑功能减退,脾胃运化功能降低或失调,容易导致痰饮湿浊内生,痰湿蕴久不化,则易生热化火,阻于脉络,蒙蔽清窍而致血压升高。阴虚体质之人,体内阴液亏虚,精血精液不足,易致阴不制阳,肝阳偏亢,日久则化热生火而上扰清窍,引起血压升高。

外感六淫邪气

风、寒、暑、湿、燥、火为自然界的六气,其太过不及皆可致病,而为六淫。气候变化与血压的关系非常密切。风为阳邪其性开泄、善行数变、主动,具有升发、向上向外的特点,风邪伤人,常表现为眩晕、震颤等;寒为阴邪,其性凝滞、收引,寒邪侵袭机体,易使气血凝结阻滞,运行不畅,其收引之性易致经脉拘挛,而引起血压升高;暑为阳邪,为夏季火热之气所化,其性炎热、升散,暑热之气上扰清空,亦可引起血压升高;湿为阴邪,其性黏滞、重浊,易阻气机,使气机升降失常,清阳不升,浊阴不降,也为造成血压升高原因之一;燥邪致病,最易耗伤人体津液,造成阴津亏虚;火邪为阳邪,其性上炎、炽热,易迫津外泄,消灼阴液,出现眩晕等证。现代医学亦认为,气候的异常变化是诱发血压升高的一个原因。可见,六淫邪气,人体受之,皆可引起血压变化,当然它只能是周围环境变化的外在因素,而非血压升高的根本内因。

➥ 情致失调

中医学将情志归纳为七情,即喜、怒、忧、思、悲、恐、惊,分别为五脏所主,若长期情志过极或不遂,皆可致五脏损伤,如《素问·阴阳应象大论》中所言:怒伤肝,喜伤心,思伤脾,忧伤肺,恐伤肾。从高血压的发病来说,情致所伤以肝为主,长期精神紧张,过度恼怒,可使肝失疏泄条达,或致肝气郁结,郁久化火,肝火上扰清窍;或至肝郁化火,耗损肝阴,阴不敛阳,肝阳偏亢;或致肝气横逆,克伐脾土,脾胃受损,水谷不运,痰湿内生,肝火夹痰夹风上扰清窍,皆可致血压升高。而忧思伤脾,致心脾阴血暗耗,造成阴血亏虚,清空失养,亦可致血虚肝旺之高血压。

➥ 饮食不节

长期嗜食肥甘、饮酒无度皆可损伤脾胃,致脾胃云化失健,升降枢机失常,不能化生水谷精微,反生痰湿之邪。湿浊日久化热,痰湿阻塞经络,使清阳不升,浊阴不降,气机升降失常,清窍失养,或致痰热上蒙清窍;而长期吸烟则易损害肺、心、肝,导致阴气耗伤,肺失治节,百脉不朝,心之气血暗耗,肝失疏泄,致阳亢风动,或化火上炎,从而诱发高血压。此外,摄盐过量也是导致血压升高的重要原因。因盐为咸苦而涩之品,苦入心,咸走血入肾,长期过食咸盐,损害心、肾,殃及血脉,且苦易化燥,耗伤阴血,造成肾阴亏虚,肝失所养,肝阳上亢。引起高血压的发生。

劳逸过度

过劳或过逸皆可导致脏腑阴阳失调,气血功能紊乱。过劳者,久病、劳累、房事不节皆可伤及人体正气,久病脏气亏虚,阴血暗耗,劳动过度易伤脾气,聚湿生痰,上扰清窍,房劳损伤肾精,从而导致肝肾阴虚,肝阳上亢,引起血压升高;过逸者,缺乏运动和锻炼,可致人体气血运行不畅,脾胃功能受损,痰瘀湿浊内生,郁而化火,痰火上扰,从而导致血压升高。

年老体衰

《黄帝内经》云:"年四十而阴气自半也,起居衰也。"年老体虚者,肾精亏损,肝阴不足,致阴不敛阳,肝阳偏亢,虚风内动;或阴虚及阳,肾阳为阳气之根,虚则温煦失职,气化无责,津液失布,致水邪上凌心肺;或肾阳虚损及脾阳,致脾之运化失职,湿痰内生,脾肾同病,清窍失养或被浊邪侵扰,皆可发生高血压。

病机特点

中医学认为,高血压发生的病机特点主要有风、火、痰、气、虚、瘀六端。

风:风有内风和外风之分,与高血压密切相关的以内风为主。内风的形成与肝肾二脏有关,肝为风木之脏,肾为先天之本。一则阳盛体质之人,阴阳失于平衡,阴亏于下,阳亢于上;二则情志所伤,长期精神紧张,焦虑不安,耗伤肝肾之阴,以致阴虚阳亢,亢而化风,上扰头目;三则中老年人,肾气渐衰,肾阴亏虚,不能濡养肝脏,水不涵木,肝阳上亢而化风。

火:火有虚火、实火之分,实火者,又有肝火和痰火之分,或因情志不遂,肝郁化火,肝火上炎,上达头目;或因嗜食肥甘,生湿成痰,痰阻气机,郁而化火,痰随火动,上蒙心窍;或因禀赋不足、劳倦过度、年老肾衰、久病失养等,导致肾阴不足、虚火上越,造成高血压。

痰:痰有有形之痰与无形之痰的区别,与高血压发病密切相关的多为无形之痰。痰的产生与肺、脾、肾三脏密切相关。或因感受外邪、长期嗜烟,致肺气不足;或因过食肥甘厚味、忧思、劳倦,致损伤脾胃;或因久病、房劳,致肾气不足,而化积成痰,导致高血压的发生。

气:气有气滞、气逆之别,气滞者,或因情致不疏,或因气血不足,而致气机不畅或气滞不行,经脉受阻;气逆者,或因情内伤,或因饮食寒温不适,或因外邪侵犯,或因痰浊壅阻,或因气虚而引发脏腑之气上逆。气郁则血瘀,气逆则血逆,均可引发高血压及其并发症的发生。

虚:虚有气虚、血虚、阴虚、阳虚之分。气虚则清阳不升;血虚则不能上奉于脑;阴虚则不能敛阳,致阳亢无制;阳虚则温煦不能,致水饮上凌,从而导致高血压的发生。

瘀:高血压与血瘀有密切关系。高血压病初在经,久病入血,气血瘀阻,或阻于心脏,或阻于脑络,或阻于肾脉。

高血压的常用中草药

单味中药

天麻

[**性味归经**] 性平，味甘，归肝经。

[**功效**] 息风止痉，平抑肝阳，祛风通络。

[**药理作用**] 天麻具有降低血压和外周血管阻力、增加动脉中血流惯性以及中央和外周动脉顺应性等作用，对人体的心血管系统可起到很好的保护作用。天麻素降低收缩压的效果比降低舒张压和平均压更明显。

[**注意事项**] 天麻偏燥，凡阴血虚损而虚风内生者不宜单独使用，应与补阴养血药配伍应用。

钩藤

[**性味归经**] 性凉，味甘，归肝经、心包经。

[**功效**] 清热平肝，息风定惊。

[**药理作用**] 钩藤中的主要降压成分为钩藤碱和异钩藤碱，不但有抗高血压作用，而且具有抗血小板聚集和抑制血栓形成作用。

[**注意事项**] 服用过量可出现心动过缓、头晕、皮疹、月经量减少等，停药后可自行消除。

葛根

[**性味归经**] 性凉，味甘、辛，归脾经、胃经。

[**功效**] 解表退热,生津止渴,升阳止泻。

[**药理作用**] 葛根素能够增强心肌收缩力,保护心肌细胞;扩张脑血管,增加脑血流量;同时还能够逆转高血压患者左心室肥厚,大大降低心血管病危险,对原发性高血压有积极治疗作用。

[**注意事项**] 脾胃虚寒者慎用。

夏枯草

[**性味归经**] 性寒,味苦、辛,归肝经、胆经。

[**功效**] 清热泻火,明目,散结消肿。

[**药理作用**] 夏枯草具有降压、抗炎、抗菌、利尿、抗肿瘤等作用,且对血压有双重调节作用。对肝火上炎、络脉瘀滞型的高血压患者有较好的降低血压和脉压的效果,还可改善患者的内皮功能,延缓动脉粥样硬化的发展。

[**注意事项**] 脾胃虚弱者慎用。

罗布麻

[**性味归经**] 性凉,味甘、苦,归肝经。

[**功效**] 平抑肝阳,清热,利尿。

[**药理作用**] 罗布麻降压的主要成分为槲皮素,具有降血压、增强毛细血管抵抗力、减少毛细血管脆性、降血脂、扩张冠状动脉血流量等作用。

[**注意事项**] 不宜过量或长期服用,以免中毒。

菊花

[**性味归经**] 性微寒,味甘、苦、辛,归肝经、肺经。

[**功效**] 疏散风热,平抑肝阳,清肝明目,清热解毒。

[**药理作用**] 菊花有扩张冠状动脉、增加冠状动脉血流量、提高心肌耗氧量的作用,具有降压、缩短凝血时间、解热、抗炎、镇静的作用。

[**注意事项**] 气虚胃寒者慎用。

决明子

[**性味归经**] 性微寒,味甘、苦、咸,归肝经、大肠经。

[**功效**] 清热明目,润肠通便。

[**药理作用**] 决明子中的蛋白质、低聚糖及蒽醌苷具有降压、利尿作用。

[**注意事项**] 气虚便溏者慎用。

黄芪

[**性味归经**] 性微温,味甘,归肺经、脾经。

[**功效**] 益气固表,健脾补中,升阳举陷,托疮生肌,利尿。

[**药理作用**] 黄芪降压成分是氨基丁酸及黄芪甲苷,具有扩血管、抗缺氧及强心利尿作用。

桑寄生

[**性味归经**] 性平,味苦、甘,归肝经、肾经。

[**功效**] 祛风湿,益肝肾,强筋骨,安胎。

[**药理作用**] 桑寄生所含的萹蓄苷、槲皮素具有降压、镇静、利尿的作用,且有保护中小动脉内皮细胞、对抗动脉粥样硬化的作用,对高血压所致的心、脑、肾损害有积极的治疗和预防作用。

防己

[**性味归经**] 性寒,味苦、辛,归膀胱经、肺经。

[功效] 祛风湿,止痛,利水消肿。

[药理作用] 防己所含的多种生物碱有降压作用,有扩张血管、抑制交感神经等作用。

[注意事项] 阴虚而无湿热者慎用。

牛膝

[性味归经] 性平,味苦、甘、酸,归肝经、肾经。

[功效] 活血通络,补肝肾,强筋骨,利水通淋,引血下行。

[药理作用] 牛膝中的多种化学成分具有降压、降低血液黏稠度及神经调节作用。

[注意事项] 牛膝为动血之品,孕妇及月经过多者忌服;中气下陷、脾虚泄泻,多梦遗精者慎用。

常用方剂

天麻钩藤饮

[药物组成] 天麻、钩藤、石决明、栀子、黄芩、川牛膝、杜仲、益母草、桑寄生、夜交藤、茯神。

[功效] 平肝息风,清热活血,补益肝肾,安神定志。

羚角钩藤汤

[药物组成] 羚角、桑叶、川贝母、生地黄、钩藤、菊花、茯神、生白芍、生甘草、竹茹。

[功效] 凉肝息风,增液舒筋。

半夏白术天麻汤

[药物组成] 半夏、天麻、茯苓、橘红、白术、甘草、生姜、

大枣。

[**功效**] 燥湿化痰,平肝息风,健脾。

镇肝熄风汤

[**药物组成**] 怀牛膝、生赭石、生龙骨、生牡蛎、生龟甲、生白芍、玄参、天冬、川楝子、生麦芽、茵陈、甘草。

[**功效**] 镇肝熄风,滋阴潜阳。

杞菊地黄丸

[**药物组成**] 熟地黄、山萸肉、山药、泽泻、茯苓、牡丹皮、枸杞、菊花。

[**功效**] 滋养肝肾。

血府逐瘀汤

[**药物组成**] 桃仁、红花、当归、生地黄、川芎、赤芍、牛膝、桔梗、柴胡、枳壳、甘草。

[**功效**] 活血祛瘀,行气止痛。

归脾汤

[**药物组成**] 白术、茯神、黄芪、龙眼肉、酸枣仁、人参、木香、甘草、当归、远志。

[**功效**] 益气补血,健脾养心。

补中益气汤

[**药物组成**] 黄芪、炙甘草、人参、当归、橘皮、升麻、柴胡、白术。

[**功效**] 补中益气,升阳举陷。

逍遥散

[**药物组成**] 柴胡、当归、白芍、白术、茯苓、甘草。

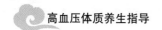

[**功效**]疏肝解郁,健脾和营。

高血压的辨证论治及生活调摄

辨证论治是中医学的特点之一,也是治疗原发性高血压的精髓所在。一般认为,高血压病多见肝阳上亢、肝肾阴虚、肝火上炎等证,治疗总以滋补肝肾、育阴潜阳、清肝泻火为法。但高血压病程长,发展缓慢,随着病情进展,由阴及阳、由气及血的情况终会发生,心气亏虚、脾肾阳虚之证在高血压晚期常见。故虽养阴平肝之法为其常,而补气温阳之法是其变,以图阴阳调和,以平为期。

肝阳上亢

◎ 证型特点

　　[**主症**]眩晕,失眠,头胀痛,面赤烘热。

　　[**次症**]失眠多梦,烦躁易怒,头重脚轻,咽干口燥。

　　[**舌脉**]舌质红,脉弦数。

　　[**血压特点**]多以舒张压升高为主,多见于高血压1、2级。

　　[**发病年龄**]多见于中青年高血压患者,老年人亦可见。

◎ 生活调摄

　　[**生活起居**]居室宜安静。此证属实属热,患者易于便

秘,应指导患者养成定时排便的习惯,保持大便通畅,勿低头久蹲,勿努力排便,以防血压骤升,可于饭后 2 小时做腹部按摩帮助脾胃运化。熬夜和疲劳易耗伤阴津,致亢阳更旺,故应避免长期过度劳累,保证充足睡眠。

[**精神调适**]肝主情志,本证患者本有肝阳上亢的病机,若情绪激动,怒则气上,则亢阳更盛,加重头痛、眩晕等症状,严重者可致脑血管意外等严重并发症。故应指导患者控制急躁情绪,移情易性,可通过听轻音乐、看书读报、闭目养神等方法调适情绪。

[**运动娱乐**]适当的体力活动有利于高血压患者保持良好的情绪,还能减轻体重,降低血脂,改善胰岛素抵抗,缓解症状,控制血压。本证患者可进行适当的活动,如散步、打太极拳等,但勿过劳,勿参加激烈的对抗性运动。

[**饮食宜忌**]本证属实属热,故应远避辛热,饮食清淡,不可用补,尤其温燥之品,可致肝阳化风,加重病情。可根据个人情况,选择菊花、天麻等药物进行食疗。

肝肾阴虚

证型特点

[**主症**]头晕目眩,耳鸣如蝉,咽干口燥,五心烦热。

[**次症**]失眠健忘,颧红唇赤,腰膝酸软,盗汗遗精,月经量少。

[**舌脉**]舌红苔少,脉细数。

[**血压特点**]舒张压及收缩压均可升高。

[**发病年龄**]多见于中老年患者及更年期女性,青年患者少见。

生活调摄

[**生活起居**]环境易安静整洁。起居有常,不可熬夜,保证充足的睡眠及睡眠质量。避免过劳,节制房事,避免用脑过度。

[**精神调适**]本证患者多属焦虑性格,平时急躁易怒,故应注意精神调养,移情易性,养成冷静、沉着的处事习惯,闲暇时可通过看书、听轻音乐调整情绪。

[**运动娱乐**]不适合做剧烈运动,可进行中小强度、间断性的身体锻炼,如太极拳、八段锦等,对血压的恢复也有一定好处。

[**饮食宜忌**]平时要多喝开水,并做到少量频饮。常吃新鲜蔬菜水果,如藕、百合、香蕉、银耳、山药、芝麻、蜂蜜等柔润食物,以及柠檬、西红柿、梨、苹果等酸性食物,以生津润燥、酸甘化阴。戒烟限酒,尽量避免食用辛辣热性食物,以防助燥伤阴。另外,切勿过量食用凉性果蔬,否则会损及脾胃阳气,成虚实错杂之证,更难治疗。

痰湿壅盛

证型特点

[**主症**]眩晕头痛,视物旋转,头重如裹。

[**次症**] 胸闷腹胀,食欲缺乏,恶心呕吐,心悸失眠,神疲懒言,便溏肢重。

[**舌脉**] 舌体胖大,苔白腻,脉弦滑。

[**血压特点**] 收缩压及舒张压均可升高,以舒张压升高更为常见,血压危险分级较高。

[**发病年龄**] 多见于中老年患者,亦可见于部分青年患者。

生活调摄

[**生活起居**] 本证患者体内湿浊较重,痰湿阻滞清气,表现为嗜睡、易疲乏、少气懒言,饭后湿邪困脾,更容易犯困。应当养成早睡早起的习惯,饭后不躺卧,可做家务或散步。居室最好朝阳,保持干燥。以利于舒展阳气,通达气机。

[**精神调适**] 本证患者多性格偏温和、内向、善于忍耐。思虑伤脾,脾虚生痰,故此型患者,尤其是脑力工作者,应当避免思虑过度,多与人沟通,培养乐观的性格,以调畅气机,改善体质。

[**运动娱乐**] 本证患者多体形肥硕,故应鼓励其适量运动,控制体重,以维持血压的稳定,故应循序渐进地坚持长期运动,运动量不在大小,而在于每次运动的时间。依据自身的身体状态和承受强度,老年患者可做一些缓和、容易坚持的运动项目,比如散步、快走、太极剑、健身操等;年轻者可做些略微剧烈的运动,如自行车、游泳、跑步、武术等。

[饮食宜忌] 以清淡为宜，严戒口腹，须知病从口入。尤应忌食肥甘厚味、滋补油腻之品，如肥肉、动物内脏、糕点、糖果等，忌暴饮暴食和进食速度过快。可侧重食用一些具有健脾化痰作用的食物，如粗粮、野菜、时令鲜蔬等。可根据个人情况选山药、薏米、荷叶等进行食疗。

瘀血阻络

证型特点
[主症] 眩晕头痛，痛如针刺，痛有定处。

[次症] 失眠，心悸，健忘，耳鸣或耳聋，面唇发绀；女性可见月经不调，行经腹痛或夹有血块，闭经等。

[舌脉] 舌质紫黯或有瘀斑，舌下脉络迂曲，脉弦涩或细涩。

[血压特点] 多以收缩压升高为主，多见于单纯收缩期高血压。

[发病年龄] 中老年人多见，尤其是老年患者。

生活调摄
[生活起居] 寒则气滞，寒则血凝，本证患者除衣被保暖外，居住环境亦应避寒就温，可每天进行热足浴，有利于全身气血运行。

[精神调适] 应培养乐观的情绪，精神愉快则气血和畅，营卫流通，有利血瘀体质的改善，苦闷、忧郁等不良情绪则会加重血瘀。

[运动娱乐]运动可以促进气血运行,故本证患者应坚持体育运动,可根据个人情况,选择散步、快步走、太极拳等和缓的有氧运动。

[饮食宜忌]饮食易清淡,忌肥甘厚味,忌辛辣刺激。可适当食用一些具有活血化瘀功效的食物,如黑豆、山楂等,也可根据个人情况,选用玫瑰花、红花等进行食疗。

阴阳两虚

证型特点

[主症]头晕目眩,畏寒肢冷。

[次症]倦怠乏力,少气懒言,自汗盗汗,形体羸弱,精神萎靡,心悸失眠,五心烦热。

[舌脉]舌体胖嫩,脉细数无力。

[血压特点]收缩压及舒张压均可升高。

[发病年龄]可见于围绝经期女性及老年人。

生活调摄

[生活起居]本证患者多体质较弱,且伴有多种疾病,故应适度休息,不宜过度劳累。

[精神调适]本证患者有焦躁、抑郁等心理特点,不良情绪对血压的控制及并发症的发生发展易形成负面影响。应向患者及家属说明精神因素与疾病的关系,教患者学会自我心理疏导,提高心理承受能力,以维持血压的稳定,提

高战胜疾病的信心。

[运动娱乐]可采取步行、太极拳、放松疗法等,要重视患者运动中和运动后的感觉,防止因运动交感神经兴奋,血压增高而发生脑血管意外。

[饮食宜忌]戒烟戒酒,忌食肥甘厚味,宜食富含营养而易消化的食物,如新鲜蔬菜、瘦肉、鸡蛋、虾、鱼等,可根据个体情况,选择人参、黄芪、海参、山药、薏米等进行食疗。

高血压的膳食养生宜忌

减少钠盐的摄入

钠盐可显著升高血压并增加高血压的发病风险,世界卫生组织对高血压患者每日的钠盐推荐剂量为少于5克,故所有高血压患者均应采取各种措施减少钠盐的摄入:

(1)尽可能减少烹调用盐,建议使用可定量的盐勺,或使用一些小工具,如普通啤酒瓶盖去掉胶皮垫后水平装满可盛6克盐。

(2)减少味精、酱油等含钠盐的调味品用量。

(3)少食或者不食含钠盐量较高的各类加工食品,如咸菜、火腿、香肠以及各类炒货。

增加钾盐的摄入

多吃含钾的食物有利于降低血压,因为钾盐可对抗钠盐升高血压的作用。补充瓜果中的碳酸氢钾可降低血管阻力,增进动脉扩张而发生降血压效应。每天补给1.6克的碳酸氢钾可使收缩压降低2 mmHg,使舒张压降低1.7 mmHg。富含钾的食物主要有蘑菇、紫菜、黄花菜、香菇、木耳、西葫芦、香蕉、甜橙、甜瓜、西瓜、鲜桃、柚子、马铃薯、葡萄等,在一杯橙汁或一根香蕉中大约含有400毫克的碳酸氢钾。

饮食要适量

忌一次性进食过量,"饮食自倍,肠胃乃伤",过量进食可损伤脾胃的运动消化功能,导致痰浊内生,若痰蒙心窍,可诱发胸痹,如发生心绞痛,甚或心肌梗死;若痰浊上蒙,走窜经髓,则可导致中风。

合理膳食,营养均衡

(1) 食用油尽量选择植物油,每人每天不超过25克。

(2) 尽量少吃或不吃肥肉和动物内脏。

(3) 其他动物性食品也不应超过50～100克/天。

(4) 多吃新鲜蔬果,蔬菜400～500克/天,水果100克/天。

(5) 每人每周可吃蛋类5个。

(6) 适量豆制品或鱼类;奶类250克/天。

提倡高钙饮食

钙是一种能够降低血压的矿物质,并且可以帮助预防高血压。世界卫生组织建议,成人每天补钙至少应在800毫克以上,老年人应在1 000毫克以上。含钙较多的食物还有大豆及豆制品、奶制品、鱼、虾、蟹、蛋、木耳、紫菜、油菜等。

适当补镁

服用镁补品对高血压患者也有极好的帮助。镁的食物来源包含豆荚、糙米和其他的谷类、核桃、菠菜、绿花椰菜、青豆、玉米、南瓜、马铃薯、鱼和脱脂牛奶。

增加粗粮、杂粮的摄入量

大部分粗粮、杂粮不但富含人体所需的氨基酸和蛋白质,还含有钙、磷等矿物质及维生素,且膳食纤维含量高,可促进排便,防止便秘,降低胆固醇,阻止动脉粥样硬化,有益于高血压的防治。

戒烟限酒

彻底戒烟,避免被动吸烟。要控制饮酒的量,成人在无基础疾病禁忌的情况下可参考以下标准:白酒<50毫升/天、葡萄酒<100毫升/天、啤酒<300毫升/天(即酒精含量在15克以内),超过65岁老年人酌情量减。

控制体重

肥胖是高血压病一个很重要的诱因,高血压者体重应控制在BMI<24;腰围男性<90厘米,女性<85厘米。减

少总的食物摄入量,增加足够的运动。

高血压的运动养生

　　高血压患者可根据个人体质进行八段锦、太极拳、气功、五禽戏等适合自身特点的运动疗法,或呼吸吐纳、屈伸俯仰、活动关节及意念活动等导引方法。

　　大量事实证明,体育锻炼是独立的降压因素。1级、2级高血压患者,经过一段时间的体育锻炼后,头晕、头痛、头胀、失眠、心悸等症状明显减轻,甚至消失。调查发现,坚持体育锻炼或体力劳动的人群,与同年龄不坚持体育锻炼或体力劳动的人群,高血压的患病率比例为1∶3。所以适当的运动对降血压很有益处。

🔄 运动强度

　　建议每天进行适当的体力活动(每天 30 分钟左右);而每周则应有 3 次以上的有氧体育锻炼,如步行、慢跑、骑车、游泳、做健身操、跳舞和非比赛性划船等。可循序渐进,逐渐增加运动强度,以运动后每分钟心率为(170－年龄)为宜,或以第二日感觉精力充沛,无疲劳感为佳。

🔄 常用的运动方式

　　散步:各种高血压者均可采用。作较长时间的步行后,舒张压可明显下降,症状也可随之改善。散步可在早晨、黄昏或临睡前进行,时间一般为15~50分钟,每天1~2次,速度可按每人身体状况而定。到户外空气新鲜的地方去散步,对防治高血压是简单易行的运动方法。

慢跑或长跑:慢跑和长跑的运动量比散步大,适用于轻症患者。高血压患者慢跑时的最高心率每分钟可达120~136次,长期坚持锻炼,可使血压平稳下降,脉搏平稳,消化功能增强,症状减轻。跑步时间可由少逐渐增多,以15~30分钟为宜。速度要慢,不要快跑。患有冠心病则不宜长跑,以免发生意外。

太极拳:适用于各期高血压患者。太极拳对防治高血压有显著作用。据北京地区调查,长期练习太极拳的50~89岁中老年人,其血压平均值明显低于同年龄组的其他老人。高血压者打太极拳有三大好处:① 太极拳动作柔和,全身肌肉放松能使血管放松,促进血压下降。② 打太极拳时用意念引导动作,思想集中,心境宁静,有助于消除精神紧张因素对人体的刺激,有利血压下降。③ 太极拳包含着平衡性与协调性的动作,有助于改善高血压患者动作的平衡性和协调性。太极拳种类繁多,有繁有简,可根据每人状况自己选择。

运动时应注意的细节

(1)注意不要做过猛的低头弯腰、体位变化幅度过大以及用力屏气的动作,以免发生意外。

（2）老年人由于往往患有多种慢性病,体育锻炼时更应注意,最好在医生指导下进行锻炼。尽可能结伴锻炼,防止意外发生,更应避免空腹运动。

（3）为避免病情加重,清晨不宜进行有一定强度的体育活动。科学研究表明,心血管病患者的健康运动时间应在上午9~11点、下午4~6点最佳。有雾天气,也应避免运动。

降压八段锦

每日早、晚各练习一次,每次约20分钟。

准备活动:坐位,双臂自然下垂,身体保持正直,全身放松,两眼轻闭,均匀呼吸。

[动作重点]两眼轻闭,均匀呼吸。

[功用]调和气息,静心养神。

第一段 搓手运眼养睛明:将两手掌互相擦热,拳起四指,贴于眼上,持续1分钟。以左右食指第二节内侧面轮刮眼眶一圈,上面从印堂穴开始,到太阳穴为止,下面从内眼角起至外眼角止,先上后下轮刮一圈,反复20次。并用大拇指按揉的太阳穴位置,力度适中。

[动作重点]四指并拢,轮刮动作轻柔,按揉力度不宜过大。

[功用]清肝明目,消除疲劳。

第二段 十指梳头活经络:两手手指分开成爪形,朝前、后、左、右梳理头部,各15次;四指并拢,从前额正中开始,沿发际线经太阳穴,向后推至耳后的风池穴10~15次;

呼气时两手放松,向身体两侧用力甩下;如此反复十二次。

[**动作重点**]注意力适度集中;双手梳头后用力甩下,放松置于身体两侧,犹如荡秋千状。

[**功用**]疏通经络。

第三段 千斤单点百会穴:首先右手中指点按头顶正中处的百会穴49下同时紧缩前后阴,然后左手掌在下,右手掌复左手背上(女子相反),两劳宫穴重叠对准百会穴,顺时针半悬空轻摩百会9或21圈,换手逆时针轻摩百会9或21圈,最后用右手指掌轻拍百会穴108下。

[**动作重点**]周身放松,点按力度不宜过大,有微麻的感觉即可。

[**功用**]调畅气机,疏通血脉。

第四段 耳前项后健脑肾:将手掌面竖着盖贴在耳部,分别向耳的正后方及正前方揉擦49次,用力适中,至耳部发热为宜。抬起右手,由上到下、由轻到重在颈部拿捏3～5遍。然后抬起另一只手,用同样方法做一遍。用左手拿捏右侧颈肩部3～5遍,再用右手拿捏左侧颈肩部3～5遍。双手拇指揉风池穴,半分钟后感觉到酸胀感即止。

[**动作重点**]揉擦力度适中,拿捏动作轻柔。

[**功用**]聪耳消鸣,健益肾气。

第五段 上肢四穴调气血:前臂屈曲90°,置于腹前,掌心向里,另一手大拇指置于曲池穴,前后拨动,左右交替,各16次,力度适中,以穴位部酸胀为度。掌心倾斜45°,拇指按在内关穴前后拨动,左右交替,各16次;拇指、食指相对按揉合谷、劳宫穴,配合呼吸,持续1～3分钟。

[**动作重点**]指揉应均匀用力,穴位处微酸胀感。

[**功用**]调补心肾,清心泻火。

第六段　足心拇指常点揉:操作以一手握足趾使足背屈,另一手拇指置涌泉穴,旋转指揉1～3分钟,左右交替,至足心发热,微汗,头脑清爽。

[**动作重点**]指揉应均匀用力,可配合点按,穴位微酸胀感。

[**功用**]通关开窍,镇静安神。

第七段　足跟内外向上循:将小腿抬起盘放于另一腿上,四指屈曲,置于足跟部循小腿内侧(足少阴肾经),及小腿外侧(足阳明胃经)自下向上做螺旋状摩擦,来回反复5次。重点按揉太溪、昆仑、足三里、丰隆穴等,产生酸麻胀感为佳。

[**动作重点**]注意要以螺旋方式摩擦,擦后应觉所过皮肤处有微热感。

[**功用**]通补肾经,调理气血。

第八段　肝胆两经时压敲:敲足厥阴肝经,由曲泉穴沿小腿内侧向下经三阴交、中封等穴,敲至太冲穴处。敲足少阳胆经,由阳陵泉处沿小腿外侧经外丘,敲至悬钟穴处,最后沿着足厥阴肝经,足少阳胆经的循行路线,由上而下地用手掌柔和地按摩5次以上。

[**动作重点**]敲压时双拳微握,力度不宜过重。

[**功用**]提升气血,调畅气机。

高血压的常用经络养生方法

经络作为气血运行的通道，能沟通人体表里、脏腑，使之成为一个有机的整体。所以，利用经络颐养健康的按摩、刮痧、拔罐、针灸等疗法就责无旁贷地成为降压搭乘的"健康快车"。

按摩疗法

按摩疗法不仅可治疗跌打损伤、腰膝酸痛等症，对高血压患者也能起到调节肾经、舒缩肌肉及扩张局部血管的作用，具有一定的降压和改善头晕、失眠等症状的效果。中医学认为，得当的按摩方法可以疏通经络、通畅气血、平肝潜阳、醒脑安神、滋补肝肾、调和阴阳，所以对各种类型的高血压均有一定疗效。

刮痧疗法

各种刮痧方法可以增强血液循环，改善微循环状况，改变血管紧张度，使血管扩张；可调节神经功能，解除精神紧张，从而达到降低血压的作用。现代临床报道表明，刮痧疗法对高血压1级、2级患者有良好的辅助治疗效果。

拔罐疗法

拔罐疗法能使局部血管扩张和充血，起到活血化瘀、消炎散肿、改善血液循环、祛风除湿、调整脏腑功能、调节神经系统功能、改善或缓解头晕、头痛等症状,也是治疗高血压的方法之一。可根据高血压病患者的具体情况,有选择地运用拔罐疗法。治疗高血压可选用大椎、心俞、足三里穴,治疗高血压性心脏病可选用大杼、心俞、肝俞穴。

⋙ 针灸疗法

针灸具有平肝潜阳、滋养肝肾、宁心安神的作用,不仅能较快地改善头痛、眩晕等高血压症状,还能调节神经系统、改善心肌代谢、扩张小动脉,从而促使血压下降。但针灸疗法对施术人员的专业技能要求比较高,所以最好由专职医生操作,以免发生意外,造成严重损失。

高血压的常用中医适宜技术

⋙ 穴位敷贴

以敷贴方式刺激特定部位,起到防治疾病、调节相应脏腑的作用。

取穴:神阙、涌泉、风池、内关。不同体质人群可增加相应配穴。

神阙:即肚脐,又名脐中,是人体任脉上的要穴。

涌泉:在人体足底穴位,位于足前部凹陷处第2、3趾趾缝纹头端与足跟连线的前三分之一处，为全身俞穴的最下部，是肾经的首穴。

　　风池：在顶部，当枕骨之下，胸锁乳突肌与斜方肌上端之间的凹陷处。

　　内关：位于前臂掌侧，从近手腕之横皱纹的中央，往上约三指宽的中央。

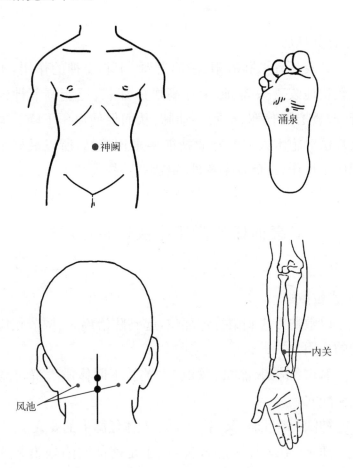

神阙

涌泉

风池

内关

治法：按照不同的体质类型选取不同的药物组成，制成药粉，事前准备醋汁 10 克，将配方的敷贴药物粉末按照规定剂量用醋汁调成糊状，制成直径 2 cm 的泥状药饼，治疗时将所选穴位常规消毒，取药膏敷上（两侧对称取穴），膏药贴穴，以桑皮纸和橡皮膏固定，或用具有相关治疗作用的穴位敷贴或磁贴。每 2 日一次，每次 12 小时，10 次为 1 个疗程。

注意事项：选准穴位，注意体位；局部清洁，预防不良反应：凡局部穴区有感染或被损，不宜贴敷；如贴敷后出现过敏反应者，宜停用此类药物，并及时查清原因；如为胶布所致，可改用纱布包扎注意保存；敷贴药物多为辛香之品，为防止气味挥发，药粉配制好后，宜装入玻璃瓶或瓷瓶，密封保存备用。

降压药枕

中医认为，头为精明之府，诸阳之会，气血经络循环联系全身的关键，药枕疗法利用睡眠时头部温度，促使芳香挥发性的药物有效散发，缓慢刺激经穴，达到降压目的。具有芳香开窍、活血通脉、镇静安神的作用。

基本药物组成：桑寄生 150 克、丹参 200 克、白菊花 150 克、益母草 150 克、罗布麻 120 克、夏枯草 100 克、钩藤 50 克、冬桑叶 100 克。根据不同体质分类，可适当增减药物组成，每日睡觉时放置于颈项部，每日使用，1 月为 1 个疗程。

中药足浴

中药足浴具有促进气血运行、温煦脏腑、通经活络的作用,足踝部以下有60余个穴位,汇通人体十二经络中的6条主要经络与人体的五脏六腑,独特的给药途径使失去平衡的腑脏阴阳取得重新调整和改善,从而达到降压的目的。

足浴常用药物包括:怀牛膝、川芎、天麻、钩藤、夏枯草、吴茱萸、肉桂等,上述药物煎汁,加入适量温水,温度控制在感觉温热不烫为度,根据不同的体质请在医师指导下选择足浴药物组合。

⟳ 耳穴贴压

耳穴是全身信息的一个反映点和控制点,治疗通过刺激特定反射区,传到中枢,通过对神经、体液等多种因素的调节,达到调控血压的目的。

耳穴贴压常用方法:将王不留行子或小磁珠贴于耳部穴位,定时按压。

常用穴位:降压沟、交感、神门、皮质下、心、肝、肾。

根据头痛部位配穴:额、枕、颞。

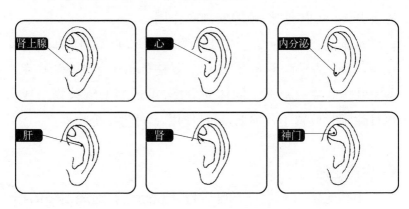

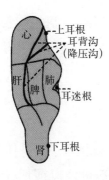

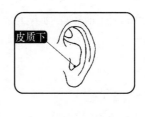

高血压的护理

情志调护

➡ 焦虑恐惧型患者

此类患者对自己的病因和病程的推延心理准备不足，对身体上的变化包括心理变化都非常敏感，害怕生病，特别是身边的朋友、同事或同龄人因病去世，极易使之产生悲观、恐惧心理，表露出对人生的留恋和自身健康的关心，并背上心理包袱，忧心忡忡。尤其是患者经过前期治疗后，病情仍有反复，焦虑和恐惧感会加重。对这类患者，家属或陪同人员应与其进行有效的沟通，耐心倾听患者的叙述，了解焦虑、恐惧的原因，详细讲解引起高血压的原因，让患者正确认识疾病，保持良好心态。并适时对其进行高血压的健康教育，指导患者如何选择食物和控制饮食，帮助患者制订生活作息表，进行适量的体育锻炼，以转移其焦虑和恐惧心理,指导患者进行自我调节,学会控制自己的情绪,并介绍意志坚强的住院患者与其进行"心理交换",使患者正视自己的疾病,从而缓解焦虑和恐惧心理。

抑郁孤独型患者

此类患者以老年患者居多,患者由于离、退休后,对社会角色的转变难以适应,认为自己不再像以前那样风光,没有人追随,成为社会、家庭的负担,从而导致抑郁、孤独;也有的老年人独处,子女忙于自己的事务,对老人照顾、过问较少,老人长期患病,孤独、寂寞感加强,久而久之便觉得生活没有意义。对于这类患者家属或陪同人员要用亲切、诚恳的语言与其沟通用热情感染他们,尽量满足他们提出的合理要求,让他们体会到温暖。在病情允许的情况下,尽可能多地鼓励他们参加一些有益于健康的集体活动,以分散他们对疾病的注意力,让他们从抑郁、孤独、悲观的情绪中解脱出来,树立战胜疾病的信心。

烦躁不安型患者

此类患者对高血压知识了解不够,对疾病缺乏正确认识,希望经过一段时间治疗就能药到病除。一旦病情没有得到有效控制,就烦躁不安,不利于疾病的治疗。对这类患者,家属或陪同人员应主动倾听他们的陈述,不要打断话题,更不能有不耐烦的表情,对他们的唠叨要不予计较,并尽量满足其要求。说话时态度亲切,配合医生向其讲明高血压治疗周期长,在药物治疗的同时,自身心理状态调整也很重要,才能达到身心兼治的目的。

自责内疚型患者

此类患者随着病程的延长而增加,特别是经过长期治疗且多有并发症的患者,常年治疗需要大量治疗费,对造成家庭经济拮据而感到自责内疚。对于这类患者家属或陪同人员要用真诚的态度和科学的道理使之相信,只有科学地用药、合理地控制饮食、适当的运动,保持良好的情绪,才可能控制病情,像健康人一样工作、学习和生活。在尽可能的条件下,与其他亲属或朋友一起帮助患者解决实际困难,减轻心理负担。总之,在高血压患者的实际护理过程中,心理因素可以影响高血压的疗效。

生活起居护理

生活宜忌

每天清晨清醒后立即服药:可将降压药和水杯放置于床头,服药后至少在床上静卧半小时。因为清晨睡醒后交感神经兴奋,加之夜间饮水减少,水分从呼吸道丢失导致血液黏稠度增高,而早晨空腹时服用药物,适当补充水分,降低血液的黏稠度,可防止高血压在上午的高峰期发作。

缓慢起床:起床之前先活动四肢和头颈部,伸伸懒腰,使肢体肌肉和血管平滑肌恢复适当张力,以适应体位变化,避免引起头晕。然后慢慢坐起,稍活动几次上肢,再下床活动,这样血压不会有太大波动。

温水洗漱:过热、过凉的水都会刺激皮肤感受器,引起周围血管的舒缩,进而影响血压,用 30～35℃的温水洗脸、漱口最为适宜。

饮水一杯:洗漱后饮白开水一杯,既有冲洗胃肠道的作用,又可稀释血液,降低血液黏稠度,通畅血循环,促进代谢,降低血压。

经常自测清晨起床时的血压:及时监测血压状况,若有异常需咨询医生调整降压药物。

服药忌擅自间断或断断续续:一般情况下要终生服药,"可少吃一顿饭,不可忘服一次药"。

忌穿紧身衣物:如果领口或领带过紧,可能会压迫到颈静脉窦而使血压升高。

忌便秘:屏气大便可使腹压升高,会引起血压骤升;高血压患者发生便秘时应及时对症处理,必要时可遵医嘱服用泻剂。

家庭测量血压的正确方法

(1)测量前至少安静休息 5 分钟,在测量前半小时内禁止吸烟、喝浓茶和咖啡,并且不要憋尿。

(2)使用经过验证的上臂式全自动或半自动电子血压计,权威的认证机构如英国高血压学会(BHS)、美国医检学会(AAMI)、欧洲高血压学会。

（3）家庭血压值一般低于诊室血压值，高血压的诊断标准为≥135/85 mmHg，与诊室血压的 140/90 mmHg 相对应。

（4）测量方法：一般情况下，建议每天早晨和晚上测量血压，每次测量 2～3 遍，取平均值；血压控制平稳者，可每周只测 1 天血压。对初诊高血压或血压不稳定的高血压患者，建议连续测量血压 7 天（至少 3 天），每天早、晚各 1 次，每次测量 2～3 遍，取后 6 天血压平均值作为参考值。

（5）家庭血压适用范围：一般高血压患者的血压监测；白大衣高血压的识别；难治性高血压的识别；评价长时血压变异；辅助降压疗效评价；预测心血管风险及预后等。

（6）最好能够详细记录每次测量血压的日期、时间以及所有血压读数，而不是只记录平均值，以便尽可能向医生提供完整的血压记录。

（7）需要注意的是，对于精神高度焦虑的患者，不建议自测血压。

第三章
高血压的常见体质类型及
中医养生指导

体质是个体生命过程中,在先天遗传和后天获得的基础上表现出的形态结构、生理机能和心理状态方面综合的、相对稳定的特质。中医体质学研究的是人类体质与健康、疾病的关系问题,对人类体质的认识和研究方法是综合性、整体性的。个人体质与父母遗传、妊娠孕保有关,后天调养也至关重要。若养护不当,则体质下降;若调养适度,则体质平和。

不同的个体有不同的体质,不同的易感性,不同的症状表现,不同的生理功能紊乱程度。应积极地选择有针对性的体质调理及养生调摄方法防止临床疾病的发生,临床疾病发生后,则应以祛病康复为目的,通过临床诊治与养生调理的综合干预,尽量将疾病对健康的影响降低;早诊断、早治疗,若所患疾病属暂不可治愈的,如高血压,以延缓疾病发展、提高生存质量为目的,应临床治疗与日常养生相结合,尽量延缓疾病的发展进程,提高生活质量,延长生存时限。

高血压常见的中医体质类型及特点

气虚质高血压患者特点

[**总体特征**] 元气不足，以疲乏、气短、自汗等气虚表现为主要特征。

[**形体特征**] 肌肉松软不实。

[**常见表现**] 平素语音低弱，气短懒言，容易疲乏，精神不振，易出汗。

[**舌苔脉象**] 舌淡红，舌边有齿痕，脉弱。

[**心理特征**] 性格内向，不喜冒险。

[**发病倾向**] 易患感冒、内脏下垂等病，病后康复缓慢。

[**对外界环境适应能力**] 不耐受风、寒、暑、湿邪。

阴虚质高血压患者特点

[**总体特征**] 阴液亏少，以口燥咽干、手足心热为等虚热表现为主要特征。

[**形体特征**] 体形偏瘦。

[**常见表现**] 手足心热，口燥咽干，鼻微干，喜冷饮，大便干燥。

[**舌苔脉象**] 舌红少津，脉细数。

[**心理特征**] 性情急躁，外向好动，活泼。

[**发病倾向**] 易患虚劳、失精、不寐等病；感邪易从

热化。

[对外界环境适应能力]耐冬不耐夏,不耐受暑、热、燥邪。

痰湿质高血压患者特点

[总体特征]痰湿凝聚,以形体肥胖、腹部肥满、口黏苔腻等痰湿表现为主要特征。

[形体特征]形体肥胖,腹部肥满松软。

[常见表现]面部皮肤油脂较多,多汗且黏,胸闷,痰多,口黏腻或甜,喜食肥甘甜黏。

[舌苔脉象]舌淡,苔白腻,脉滑。

[心理特征]性格偏温和、稳重,多善于忍耐。

[发病倾向]易患消渴、中风、胸痹等病。

[对外界环境适应能力]对梅雨季节及湿重环境适应能力差。

血瘀质高血压患者特点

[总体特征]血行不畅,以肤色晦暗、舌质紫暗等血瘀表现为主要特征。

[形体特征]胖瘦均见。

[常见表现]肤色晦暗,色素沉着,容易出现瘀斑,口唇暗淡。

[舌苔脉象]舌暗或有瘀斑,舌下脉络紫暗或增粗,脉涩。

[心理特征]易烦,健忘。

［**发病倾向**］易患癥瘕及痛证、血证等。

［**对外界环境适应能力**］不耐受寒邪。

◑ 气郁质高血压患者特点

［**总体特征**］气机郁滞，以神情抑郁、忧虑脆弱等气郁表现为主要特征。

［**形体特征**］形体瘦者多。

［**常见表现**］神情抑郁，情感脆弱，烦闷不乐。

［**舌苔脉象**］舌淡红，苔薄白，脉弦。

［**心理特征**］性格内向不稳定，敏感多虑。

［**发病倾向**］易患脏燥、梅核气、百合病及郁证等。

［**对外界环境适应能力**］对精神刺激适应能力较差；不适应阴雨天气。

气虚质高血压患者的中医养生指导

情志调摄

（1）宜保持稳定乐观的心态，不可过度劳神。

（2）宜欣赏节奏明快的音乐，如笛子曲《喜相逢》等；宜多听宫调、羽调式乐曲，宫调式乐曲如《春江花月夜》、《月儿高》、《月光奏鸣曲》等；羽调式乐曲如《梁祝》、《二泉映月》、《汉宫秋月》、《轻骑兵进行曲》、《喜洋洋》等。

起居调摄

（1）提倡劳逸结合，不要过于劳作，以免损伤正气。

（2）平时应避免汗出受风。

（3）居室环境应采用明亮的暖色调。

（4）保证充足的睡眠。

饮食调养

饮食原则

（1）宜选用性平偏温、健脾益气的食物，如粳米、粟米、南瓜、胡萝卜、山药、大枣、香菇、莲子、白扁豆、黄豆、豆腐、鸡肉、鸡蛋、鹌鹑（蛋）、牛肉等。

（2）注重气血双补，中医认为："气为血之帅，血为气之母。"所以在补气的同时加入补血的食材，往往会收到更好的效果。常见气血双补的食物有榛子仁、牛肉、驴肉、黄鳝、章鱼、黄豆、花生、鲇鱼、鳜鱼等。

（3）尽量少吃或不吃耗气的食物，如槟榔、生萝卜等。

（4）不宜多食生冷苦寒、辛辣燥热的食物。

推荐食材

粳米

［性味］性平，味甘。

［**功效**］补中益气。

大枣

［**性味**］性温,味甘。

［**功效**］益气补血,补益脾胃,滋养阴血,养心安神。

花生

［**性味**］性平,味甘。

［**功效**］补中益气,补脾,补肺,和胃,对气虚而兼有肺虚或脾虚者尤为适宜。

燕窝

［**性味**］性凉,味甘。

［**功效**］补中益气,凉血解毒,清热止渴。

香菇

［**性味**］性平,味甘。

［**功效**］补肝肾,健脾胃,益气血,益智安神。

山药

［**性味**］性平,味甘。

［**功效**］为补气食物,凡气虚体质或久病气虚者,宜常食之,最为有益。

银耳

［**性味**］性平,味甘、淡。

［**功效**］具有强精、补肾、润肠、益胃、补气、和血、壮身、补脑,提神及延年益寿之功效,并能增强机体抗肿瘤的免疫能力,为滋补良药。

玉米

[**性味**]性平,味甘、淡。

[**功效**]健脾开胃,益气宁心,利水通淋。

葡萄

[**性味**]性平,味甘、酸。

[**功效**]是一种补气血果品,除有益气作用外,古代医药文献还认为葡萄有健脾胃、益肝肾、强筋骨的作用。

兔肉

[**性味**]性平,味甘。

[**功效**]为补气食物,凡气虚体质或久病气虚者,宜常食之,最为有益。

常用中药

黄芪

[**性味归经**]性微温,味甘,归肺经、脾经。

[**功效**]益气固表,健脾补中,升阳举陷,托疮生肌,利尿。

[**药理作用**]黄芪的降压成分是氨基丁酸及黄芪甲苷,具有扩血管、抗缺氧及强心利尿作用。黄芪具有降低血液黏稠度、减少血栓形成、降低血压、保护心脏、双向调节血糖、抗自由基损伤、抗衰老、抗缺氧、抗肿瘤、增强机体免疫力作用,可用来治疗心脏病、高血压、糖尿病等症。其还能消除肾炎患者的蛋白尿。

[**注意事项**] 表实邪盛,气滞湿阻,食积停滞,痈疽初起或溃后热毒尚盛等实证,以及阴虚阳亢者,均须禁服。

莲子心

[**性味归经**] 性寒、味苦,归心经、肾经。

[**功效**] 养心安神、健脑益智、消除疲劳等,也有很好的滋补作用,尤其适用于久病、老年体虚的高血压患者。

[**药理作用**] 莲子中的钙和钾含量丰富,有镇静神经,促进凝血的作用,并能对抗钠对血压的不利影响;莲子心中的生物碱有显著的强心作用,还能促进胆固醇降解代谢,有较强的降压作用,并可以改善心慌、失眠多梦等症状,有利于睡眠。

常用药茶药膳

药茶

补气生脉茶

[**材料**] 黄芪3克,党参3克,五味子2克,麦冬2克。

[**制作**] 将所有材料用沸水冲泡开,即可饮用。

[**功效**] 益气滋阴,养心补肺。适用于体质虚弱、面色萎黄、实感气短者。

山药参术茶

[**材料**] 山药5克,党参3克,白术3克。

[**制作**] 将所有材料用清水洗净,加开水冲泡,代茶饮。

[**功效**] 健脾益胃。适用于脾胃气虚、不思饮食、舌边

常有齿痕者。

黄芪茶

[组成] 黄芪5克,蜂蜜少许。

[制作] 黄芪用沸水冲泡后,调入蜂蜜,代茶饮。

[功效] 补气升阳,益胃固表。适用于体虚,常伴有白汗、食欲不振、心慌气短者。

八仙茶

[组成] 粳米、黄粟米、黄豆、赤小豆、绿豆、茶末各500克,净芝麻300克,净小茴香100克,净花椒50克,泡干姜30克,炒盐20克,麦面适量。

[制作] 将除麦面外的其余材料共研细末,加麦面一起炒熟,晾凉后放入瓷罐中收贮。饮用时取出,以开水冲服即可。

莲子核桃饮

[材料] 莲子100克,核桃仁、山楂各50克,甜杏仁15克,冰糖10克。

[制作] 核桃仁、甜杏仁用沸水浸泡,去皮;山楂切片;冰糖打成屑。将所有材料一同入锅,加水适量,中火烧沸,用小火炖煮20分钟即成。

[功效] 益气养血,降压护心。

玉屏风茶

[材料] 党参6克,黄芪15克,白术8克,防风6克。

[制作] 将所有材料放入锅中,加1 000毫升水以大火加热滚沸后,续煮10分钟即可关火趁热饮用。

[功效]针对盗汗症状,以白术、黄芪来改善,白术另有强健脾胃功用,能提振食欲、增强体力。而黄芪则能强心护肝,改善体虚症状、提升免疫力。

灵芝茶

[材料]灵芝3克,炒麦芽5克。

[制作]将灵芝、炒麦芽放入锅中,加600毫升水以大火加热滚沸即可关火,趁热饮用。

[功效]对于常熬夜火气过大者,能透过灵芝清热解毒,而炒麦芽则有健胃整肠的功效,并缓解便秘现象。

党参大枣茶

[材料]党参20克,红茶3克,大枣10~20枚。

[制作]将所有材料加水煎煮30分钟后,代茶饮用。

[功效]补脾益气,生津和胃。适用于病后脾虚、食欲不振、四肢乏力、贫血、心悸者。

红景天茶

[材料]红景天6克。

[制作]将红景天研粗末,分两次放入茶杯,冲入沸水,加盖闷5~10分钟即可饮用。

[功效]补气清肺。适合用于预防高原反应,也适用于体质虚弱、肺热咳嗽者。

⟳ 药膳

黄芪山药粥

[材料]黄芪、山药、麦冬、白术各20克,糖适量,粳米

50克。

[制作]先将山药切成小片,与黄芪、麦冬、白术一起泡透后,再将所有材料放入砂锅内,加水用火煮沸后,再用小火熬成粥。

[功效]益气养阴,健脾养胃,清心安神。

茯苓粥

[材料]茯苓粉30克,粳米100克,大枣20枚。

[制作]将粳米淘洗干净;大枣用文火煮烂。锅内放清水,下入粳米,旺火烧开,小火熬煮,至将成粥时,把大枣连汤倒入粥内,再加茯苓粉,然后再煮滚数分钟即成。

[功效]清热利尿,健脾胃,补气安神,补肾固精。适用于气虚质高血压患者食用。

灵芝糯米粥

[材料]灵芝粉20克,大枣15枚,糯米100克,红糖20克。

[制作]将大枣、糯米淘洗干净,同入砂锅,加水煨煮至糯米熟烂呈稀粥状,调入灵芝粉、红糖,拌匀,继续以小火煨煮10分钟即成。

[功效]益气养血,除烦降压。

金沙玉米粥

[材料]玉米粒80克,糯米、红砂糖各40克。

[制作]将玉米和糯米用清水浸泡2小时,然后将泡好的玉米和糯米入锅加清水煮粥,煮熟后加入红砂糖再煮5分钟即成。此粥可在每日晚饭时食用。

[功效]补气养血,强身健体。

参芪老鸭汤

[材料] 老鸭 1 只,黄芪 30 克,沙参 50 克。

[制作] 老鸭剁块,飞水。油锅爆炒入料酒,炒出香味,将浸泡好的沙参、黄芪入净布包起,同老鸭一同放进砂锅,以小火微煲,直至酥软,加入调料即可。

[功效] 益气养阴,补中安脏,清火解热。

黄芪童子鸡

[材料] 童子鸡 1 只,黄芪 9 克,葱、姜、盐、黄酒少许。

[制作] 童子鸡洗净;黄芪用纱布袋包好,扎紧纱布袋口。将童子鸡、黄芪包放入锅中,加姜、葱及适量水煮汤,待童子鸡煮熟后,拿出黄芪包,加入盐、黄酒调味即可。

[功效] 益气补虚。适合气虚体质易自汗者食用。本方补气力量较强,对气虚表现比较明显者,可每隔半个月食用一次,不宜长期连续服用。

红景天芪枣炖瘦肉

[材料] 红景天 9 克,黄芪 15 克,莲子肉 10 克,大枣 5 枚,猪瘦肉 300 克。

[制作] 猪瘦肉洗净、切块,与洗净的红景天、黄芪、莲子肉、大枣一同放入砂锅,加适量清水,大火煮沸,小火熬煮 1 小时。

[功效] 补气养心,益气养血。适用于体质虚弱、免疫力低下、大病重病后气短乏力者。

燕窝蒸银耳

[材料] 燕窝、银耳各 5 克。

［制作］燕窝入水浸透,择洗干净;银耳入水泡后,去蒂,撕成小朵。燕窝、银耳一同放入碗内,注入温水,加盖隔水蒸透。

［功效］滋阴润肺。燕窝能润肺益气,自古为进补极品。《本草逢原》称其"能使金水相生,肾气上滋于肺,而胃气亦得以安,食品之中最良者"。以其配滋阴润肺的甘平银耳蒸食,主补气虚体质兼养阴,适用于肺虚气短、咳嗽痰喘、体虚神疲者。

淮山北芪玉米汤

［材料］甜玉米2根,猪展肉400克,干淮山药20克,北黄芪15克,水8碗。

［制作］北芪、淮山洗净,备用;玉米去衣,洗净,切段;猪展肉洗净,切块,氽水捞起。将8碗水倒入瓦煲烧开,放入所有材料,武火煮沸,转中小火煲1.5小时,下少许盐调味饮用。

［功效］补脾健胃,补肺益气,生津利水。

山药鲫鱼汤

［材料］鲫鱼500克,山药50克,糯米10克,花生油35克,料酒5克,大葱10克,盐8克,葱花、麻油适量。

［制作］鲫鱼洗净,加少许精盐稍腌一会儿;山药去皮,洗净,切成片。锅倒入花生油烧热,放入鲫鱼两面煎一下,烹入料酒,加鲜汤、山药煮熟,撒上精盐、葱花,淋香油即可。

［功效］益气健脾,消润胃阴,利尿消肿,清热解毒。

淮山芹菜炒肉丝

[**材料**] 淮山药 12 克,芹菜 300 克,猪瘦肉 100 克,鸡蛋 1 个。

[**制作**] 将淮山药洗净,蒸熟,切细丝;芹菜洗净,切成段;猪瘦肉洗净,切细丝;猪瘦肉与鸡蛋清、芡粉加水拌匀挂浆。把炒锅置武火上烧热,加入素油,烧成六成热时,加入姜、葱爆香,随即投入肉丝炒匀,加入芹菜、淮山药翻炒,加入盐、味精调味即可。

[**功效**] 补脾养肺,祛风利水。适用于脾虚气短,高血压者。

运动保健

气虚质高血压患者应避免剧烈运动,宜选择比较柔和的传统健身项目,如八段锦。在做完全套八段锦动作后,将其中的"两手攀足固肾腰"和"攒拳怒目增力气"各加做 1~3 遍。

此外,还可采用提肛法防止脏器下垂,动作方法为:全身放松,注意力集中在会阴肛门部。首先吸气收腹,收缩并提升肛门,停顿 2~3 秒之后,再缓慢放松呼气。如此反复 10~15 次。

以下推荐一套补气养生操,睡前慢慢做一遍,需持之以恒。

⟳ 补气养生操

放松心情,宁神静坐:采用盘膝坐姿,两目平视,颈肩放松,腰背挺直,两手轻握拳,置于小腹前的大腿根部。要求静坐 3～5 分钟。此动作为放松用。

顶天立地,按揉百会:两掌从左右两侧抬起,慢慢吸气,双手从耳朵两侧举过头顶,双手重叠,左掌按百会穴(在头顶正中线与两耳尖连线的交点处),右掌放在左手背上,顺时针、逆时针方向各按揉 2 分钟。此动作可提升阳气。

点按风池,头晕不见:以两手掩住双耳,两手的拇指置于两侧的风池穴(枕骨之下,胸锁乳突肌与斜方肌上端之间的凹陷处)上,缓缓地点按风池穴,当有酸胀即可,顺时针、逆时针方向各按揉 2 分钟。此动作可防治头晕。

按揉关元,补气养生:双手叠掌,右手在下,左手在上,放于关元穴(在腹部,脐下 3 寸)处,力度适中,稍感酸胀即可,顺时针、逆时针方向各按揉 2 分钟。此动作可以补中气。

手摩精门,疲劳扫光:直立,双脚分开同肩宽,将两手搓热,放在两侧腰部,以双手手掌推摩两侧肾俞穴(在后正中线上,第 2 腰椎棘突下,旁开 1.5 寸),做 20 次左右。

左右辘轳,心情舒畅:直立,两腿自然分开,两手放在腰部两侧,自腰部顺势移向前方,手指分开,稍作屈曲,双手自胁部向上划弧如车轮形,像摇辘轳自后向前做运动,随后再按相反方向做自前向后环形运动,每分钟 15 次左右,做 2 分钟。次动作可使全身气血流通。

搓腰强肾,预防腰痛:直立,双腿自然分开同肩宽,先将两手互相搓热放在腰部,以热手搓腰部两侧各 2 分钟。
此动作能促进腰部血液循环,消除腰肌疲劳,防治腰痛。

中医特色疗法

按摩疗法

选穴:气海、关元。

定位:气海位于下腹部,
前正中线上,当脐中下 1.5
寸;关元位于下腹部,前正中
线上,当脐下 3 寸。

操作:用掌根着力于穴
位,做轻柔缓和的环旋活动,
每个穴位按揉 2～3 分钟,每
天操作 1～2 次。

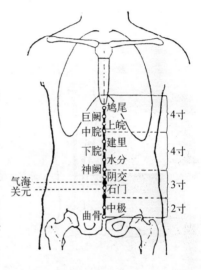

针灸疗法

可以采用艾条进行温和灸,增加温阳益气的作用。

操作:点燃艾条或借助温灸盒,对穴位进行温和灸,每
次 10 分钟。艾条温和灸点燃端要与皮肤保持 2～3 厘米的
距离,不要烫伤皮肤。温和灸可每周操作 1 次。

穴位敷贴疗法

主穴:神阙、涌泉、风池、内关。

配穴：主穴基础上加三阴交、关元、命门。

定位：三阴交在小腿内侧，当足内踝尖上 3 寸，胫骨内侧缘后方；关元见上图；命门位于腰部，当后正中线上，第 2 腰椎棘突下凹陷处。

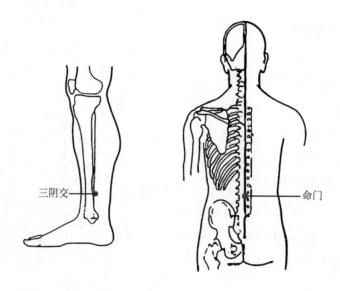

三阴交　　　　　　　　　　　　　　命门

治法：根据体质，在主穴基础上随证配穴，敷药用吴茱萸、白芥子、川芎等制成膏药贴穴，以桑皮纸和橡皮膏固定，每周敷贴 2 次；或用具有相关治疗作用的穴位敷贴或磁贴，每 2 日 1 次，每次 12 小时，10 次为 1 个疗程。

降压药枕

黄精白芍枸杞枕

[药物组成] 黄精 600 克，黄芪 800 克，白芍药 300 克，

枸杞 500 克,冰片 20 克。

[**制作**]将黄精、黄芪、白芍药分别晒干,研为粗末,与冰片及晒干的枸杞混匀,用纱布包裹缝好,装入枕芯,制成药枕。

[**功效**]益气养血,补肾填精,平肝降压。

黄芪芝麻菟丝黑豆枕

[**药物组成**]黄芪 100 克,黑芝麻 250 克,菟丝子 120 克,黑大豆 180 克,磁石 150 克。

[**制作**]将黄芪、黑大豆晒干,粉碎为粗末。磁石打碎,与晒干的黑芝麻、菟丝子混匀后,用纱布包裹好,做成薄型枕芯,置于普通枕上面。

[**功效**]补肾填精,降压定眩,适用于阴阳两虚、气血不足型高血压者。

中药足浴

石决明黄芪水

[**药物组成**]石决明 20 克,黄芪、当归、牛膝、生牡蛎、玄参、桑枝、磁石、补骨脂、牡丹皮、乌药、独活各 10 克。

[**用法**]将石决明、牡蛎、磁石先煎 30 分钟,然后和其他药一同煎煮,取药液与 1 500 毫升开水同入盆中,先熏蒸,待温浸泡双脚,每次 30 分钟,每日一次。

[**功效**]平肝潜阳,益气降压。

阴虚质高血压患者的
中医养生指导

情志调摄

（1）宜加强自我修养、培养自己的耐性，尽量减少与人争执、动怒，不宜参加竞争胜负的活动，可在安静、优雅环境中练习书法、绘画等。

（2）有条件者可以选择在环境清新凉爽的海边、山林旅游休假。

（3）宜欣赏曲调轻柔、舒缓的音乐，如舒伯特《小夜曲》等；多听羽调式音乐，如《梁祝》、《二泉映月》、《汉宫秋月》、《喜洋洋》等。

起居调摄

（1）居住环境宜安静，睡好"子午觉"。

（2）避免熬夜及在高温酷暑下工作，不宜洗桑拿、泡温泉。

（3）节制房事，勿吸烟。

（4）注意防晒，保持皮肤湿润，宜选择蚕丝等清凉柔和的衣物。

饮食调养

◎ 饮食原则

（1）宜选用甘凉滋润的食物，如鸭肉、猪瘦肉、百合、黑芝麻、黑木耳、蜂蜜、荸荠、甲鱼、海蜇、海参、甘蔗、银耳、燕窝等。

（2）适量吃些新鲜蔬菜瓜果或富含纤维素、维生素的食物，如小麦、粳米、粟米、玉米、荞麦、白菜、番茄、黄瓜、苦瓜、丝瓜、紫菜、葡萄、黎、荸荠、猕猴桃、柚子、桃、西瓜等。

（3）宜食含优质蛋白丰富的食物，如猪肉、甲鱼、墨鱼、泥鳅、黄鱼、鸭蛋等。

（4）少食温燥、辛辣、香浓的食物，如羊肉、韭菜、茴香、辣椒、葱、蒜、葵花子、酒、咖啡、浓茶，以及荔枝、龙眼、樱桃、杏、大枣、核桃、栗子等。

◎ 推荐食材

冬瓜

[**性味**] 性凉，味甘、淡。

[**功效**] 清热利水，消肿解毒，生津除烦，利胆。

芹菜

[**性味**] 性凉，味甘。

[**功效**] 平肝清热，祛风利湿，除烦消肿。

番茄

[**性味**] 性微寒,味甘、酸,归肝、肺、胃经。

[**功效**] 清热解毒,凉血平肝,生津止渴。

苦瓜

[**性味**] 性寒,味苦。

[**功效**] 清热,明目,利尿,清心,壮阳。

紫菜

[**性味**] 性寒,味甘、咸。

[**功效**] 软坚散结,清热化痰,补肾养心,利尿。

西瓜

[**性味**] 性寒,味甘。

[**功效**] 清热解暑,生津止渴,利尿除烦。

荸荠

[**性味**] 性微寒,味苦、甘。

[**功效**] 清热,消食,治黄疸。

梨

[**性味**] 性凉,味甘、酸。

[**功效**] 生津,润燥,清热,化痰,解酒。

鸭肉

[**性味**] 性寒,味甘、咸。

[**功效**] 滋阴,补虚,养胃,利水。

柿子

[**性味**] 性寒,味甘、涩。

[**功效**] 清热止血,润肺,生津止渴,涩肠健脾。

常用中药

玉米须

[**性味归经**] 味甘,性平,归肝经、肾经、膀胱经。

[**功效**] 利尿消肿,清利肝胆。

[**药理作用**] 玉米须有利尿作用,可以增加钠的排泄,还能降低体内胆固醇,从而降低血压;玉米须还能改善肾功能,可辅助治疗由肾炎引起的高血压。

黄芩

[**性味归经**] 味苦,性寒,归肺经、胆经、胃经、大肠经。

[**功效**] 清热燥湿,泻火解毒,止血,安胎。

[**药理作用**] 黄芩中的黄酮类化合物能降低血清总胆固醇含量,降低血清甘油三酯含量,能够降血脂,抗动脉粥样硬化;黄芩还能够直接扩张外周血管,从而起到降压的作用。

[**注意事项**] 脾肺虚弱者忌服;服用过多伤胃。

枸杞

[**性味归经**] 味甘,性平,归肝经、肾经。

[**功效**] 滋补肝肾,明目养肝。

[**药理作用**] 枸杞含有降压成分苦柯胺 A,可有效降低血压;枸杞有滋养肝肾的功效,不仅对高血压引起的头晕耳鸣、精神不振等症状有缓解作用,还有利于高血压病的病后调养。

[**注意事项**] 枸杞不宜和温热的补品如桂圆、人参等同食；感冒发热期间、身体有炎症、腹泻的人最好不要吃枸杞。

常用药茶药膳

药茶

双花饮

[**材料**] 金银花 15 克，菊花 15 克，山楂 25 克。

[**制作**] 将金银花、菊花、山楂择选洗净，放入洁净锅内，注入清水适量，用文火烧沸约半小时，去渣取汁代茶饮。

[**功效**] 金银花、菊花同用能解暑热、清头目，配山楂消饮食，通血脉又增加酸味。适用于伤暑身热、烦渴、眩晕、火毒目赤、咽痛、疮疖等症。

山楂生地茶

[**材料**] 山楂 25 克，生地黄 15 克。

[**制作**] 将山楂、生地黄混合，水煎取汁混匀，加入适量白糖，代茶饮用。

[**功效**] 滋阴清热，配山楂消饮食，通血脉又增加酸味。

益气养阴茶

[**材料**] 党参 2 克，黄芪 2 克，麦冬 2 克，五味子 1 克，枸杞数枚。

[**制作**] 将所有材料用清水洗净，放入杯中，用 90℃ 左右的热水冲泡，加盖焖 10 分钟后即可饮用，一般泡 4～5 杯后换药。

[**功效**] 补气、养阴、生津,令人神清气爽,可消除疲倦。适用于疲劳乏力,睡眠欠佳者的调养。

清热除烦茶

[**材料**] 鲜芦根 2 根,鲜藕 5 片,杭白菊 5 克。

[**制作**] 鲜藕去皮、切片,鲜芦根洗净切成 1 寸的段;两者加 500 毫升水,浸泡 30 分钟。将鲜藕和鲜芦根放入锅中,用文火煮 20 分钟,再加入杭白菊共煮 5 分钟,稍凉后加少许蜂蜜或冰糖调味即可。

[**功效**] 清热,生津,除烦。适用于手足心热的高血压患者的调养。

菊槐茶

[**材料**] 龙胆草 10 克,菊花、槐花、绿茶各 6 克。

[**制作**] 将菊花、槐花、绿茶、龙胆草掺和均匀后放入砂壶,然后用开水冲沏,10 分钟左右即可饮用。

[**功效**] 滋肝明目,养阴润燥。适用于高血压病以及头痛目赤,耳鸣眩晕等。

杏仁茶

[**材料**] 杏仁 140 克,柠檬汁 20 毫升,薄荷糖浆 10 毫升。

[**制作**] 将所有材料冲兑开水即可。

[**功效**] 清热利咽,生津止渴。适用于阴虚体质高血压者,症见头晕目赤者。

杞菊茶

[**材料**] 枸杞 20 克,菊花 5 克。

[**制作**] 将枸杞、菊花分别拣去杂质,同放入杯中,用沸水冲泡,加盖焖 15 分钟。

[**功效**] 滋补肝肾,平肝明目。适用于各型高血压,对阴虚体质高血压者尤为适宜。

平肝清热茶

[**材料**] 龙胆草、醋柴胡、川芎各 1.8 克,甘菊、生地黄各 3 克。

[**制作**] 将所有材料混匀,捣成粗末,水煎,代茶饮。

[**功效**] 清热平肝,滋阴活血。适用于早期高血压属阴虚体质者,也可用于急性眼结膜炎等。

桑菊薄荷饮

[**材料**] 桑叶 10 克,菊花 5 克,薄荷 3 克。

[**制作**] 桑叶晒干、揉碎,同菊花、薄荷一同放入茶杯内,用沸水冲泡 10 分钟;或把适量桑叶、菊花及薄荷一同加水煮沸后饮用。

[**功效**] 清热解毒,消炎利咽,清肝明目。适用于风热感冒、急性咽喉炎、高血压头痛眩晕、面红耳赤、咽干舌燥、大便秘结等症患者饮用。

○ 药膳

沙参山药粥

[**材料**] 北沙参 10 克,山药 10 克,莲子 10 克,葡萄干 10 克,粳米 50 克。

[**制作**] 先将山药切成小片,与莲子、北沙参一起浸泡 1

小时,将其放入锅中,加入粳米及葡萄干,加水用大火煮沸,再用小火熬成粥,最后加入冰糖调味。

[功效]健脾养阴。适用于脾胃阴虚引起的食欲不振者。

滋阴润肺双冬粥

[材料]天冬10克,麦冬10克,粳米5克。

[制作]天冬、麦冬加水煎煮40分钟,去渣取汁,药汁中加入粳米煮粥,粥成后加冰糖或蜂蜜调味即可。

[功效]滋阴润肺,生津止咳。适用于肺阴虚引起的咽干、咳嗽。

芝麻桑葚粥

[材料]黑芝麻、桑葚(干品)各30克,粳米100克。

[制作]将黑芝麻、桑葚洗净后晒干或烘干,研成粉末。将粳米淘净,放入砂锅中,加适量水,中火煮至粥将成时调入芝麻、桑葚粉,拌均匀煮沸后改为小火煨煮15分钟即成。

[功效]滋阴养血,补益肝肾,降血压。适用于肝肾阴虚的高血压患者饮用。

双冬黄瓜

[材料]天冬50克,麦冬50克,黄瓜500克。

[制作]天冬、麦冬放入砂锅中加水适量,上火煮20分钟后,将双冬及药汁倒入碗内备用;黄瓜对半劈开,挖去瓜瓤,切成片。油锅烧至五成热时,用葱姜丝炝锅,下黄瓜、双冬及药汁、料酒、盐、高汤,翻炒出锅。

［**功效**］滋阴降火。适用于阴虚火旺引起的口舌生疮者。

养心盅

［**组成**］黄芪 12 克,麦冬 8 克,五味子 3 克,猪心 1 个,枸杞数枚,火腿片若干,青菜 2 棵。

［**制法**］猪心切片,加入调味料、料酒等调料腌制,猪心焯水后放入炖盅内,加入黄芪、麦冬、五味子、火腿片、清汤等蒸 20 分钟左右,出锅前加焯水青菜、枸杞点缀即可。

［**功效**］养血补心,安神定志。可用于高血压引起的心脏病。

三丝蛇盅

［**材料**］大王蛇 1 条,西洋参 15 克,金针菇 1 把,火腿片少许。

［**制作**］大王蛇宰杀,清洗斩段,加料酒、火腿片、姜片蒸 1.5 小时左右;火腿切丝,金针菇焯水,蛇取肉切丝,上三味与蛇汤一同放入炖盅内,加西洋参片蒸约 20 分钟,调入少许盐、味精即可。

［**功效**］补气养阴,舒筋活络。适用于高血压引起中风后遗症,手足痿弱,屈伸不利者。

二参甲鱼盅

［**材料**］甲鱼 1 只,党参 15 克,北沙参 10 克,青菜 2 棵。

［**制作**］甲鱼宰杀,洗净后斩块,焯水,加料酒、姜片、火腿片等煨 20 分钟左右;将甲鱼连汤汁移入炖盅中,加党参、北沙参蒸至酥烂;最后加焯水青菜,用盐、味精等调味即可。

[功效] 益气养阴,补虚强身。适用于气阴不足所致的心烦、心悸、血压升高。

水晶虾饺

[材料] 南沙参 10 克,冬瓜 50 克,虾仁 100 克。

[制作] 冬瓜切片;虾仁剁成泥,加盐少许上劲。以冬瓜片为皮,将虾仁包裹成饺子形状,同南沙参、清汤一起放入炖盅内蒸 30 分钟,加入少量盐、味精调味即可。

[功效] 益肾补阴。适用于夏季小便不利的高血压患者。

菊香文蛤盅

[材料] 文蛤 200 克,枸杞 10 克,菊花数朵,火腿片少许。

[制作] 文蛤焯水;菊花用开水浸泡,备用。将文蛤与菊花同放入炖盅内,加火腿片、枸杞、姜片及调味高汤蒸熟即可。

[功效] 疏风清热,滋阴润燥。适用于因肝阴虚引起的高血压伴眼睛酸楚,目涩目糊者。

金凤养阴盅

[材料] 乳鸽 1 只,鸽蛋 6 个,石斛 5 克,火腿片若干,青菜 2 棵。

[制作] 乳鸽宰杀后洗净,切成条块,焯水后加料酒、姜片、火腿片等调料煨 30 分钟左右。鸽蛋煮熟去壳,与乳鸽一同放入炖盅内,加石斛蒸约 30 分钟,调入盐、味精等佐料,加入焯水青菜即可。

[**功效**]益气养阴,补益肝肾。可用于气虚、阴虚体质高血压患者。

芹菜炒肉丝

[**材料**]猪瘦肉 150 克,芹菜 250 克,白醋、盐各适量。

[**制作**]油热后,放入肉丝,炒至肉丝发白,放入切好的芹菜,加少许白醋,适量盐即可。

[**功效**]滋阴清热,对阴虚质的高血压患者效果尤佳。

运动保健

阴虚质高血压患者适宜进行中小强度的运动项目,控制出汗量,及时补充水分。不宜进行大强度、大运动量的锻炼,更要避免在炎热的夏天或闷热的环境中运动。可选择八段锦,在做完八段锦整套动作后将"摇头摆尾去心火"和"两手攀足固肾腰"加做 1～3 遍,也可选择太极拳、太极剑等。

推荐饭后做养阴操,能促进脾胃运化,增加体液的生成,改善阴虚质高血压患者的口干舌燥、耳鸣目涩、乏力失眠、心情烦躁等症状。

➲ 养阴操

放松心情,宁神静坐:采用盘膝坐姿,两目平视,颈肩放松,腰背挺直,两手轻握拳,置于小腹前的大腿根部。要求静坐 3～5 分钟。此动作为放松用。

固干舌燥，叩齿漱津：思想集中，上下牙齿轻叩 2 分钟，不要用力相碰，用舌在口腔内按摩牙龈，口内产生的唾液不要大口咽下或吐掉，分 3 次咽下。此动作有助于津液的产生。

指敲玉枕，耳鸣不见：两手掩住双耳，两手的食指相对，贴于两侧的玉枕穴（在头后部，枕外粗隆上缘外侧），随后将食指搭于中指的指背上，然后将食指滑下，以食指的弹力缓缓的叩击玉枕穴，每分钟敲 50～60 下，敲 2 分钟。此动作能改善双耳功能，预防耳鸣耳聋。

揉眼擦脸，消除目疾：轻闭两眼，拇指微屈，用两侧指关节轻擦两眼皮各 18 次，再用两拇指指背轻擦眉毛各 18 次，眼珠左右旋转 18 次，然后将两手掌互相摩擦至发热，用两手掌由前额经鼻两侧往下擦脸，直至下颌，如此反复进行，一上一下，共 36 次。此动作能促进眼球和眼肌的活动。

微摆天柱，睡到天亮：头部略低，使头部肌肉保持相对紧张，将头向左右频频转动，每分钟转 10～20 次，如此一左一右的缓缓摆动天柱穴（在颈部大筋外缘之后的发际凹陷中）20 次左右。此动作对睡眠有改善作用。

手摩精门，疲劳跑光：做自然深呼吸数次后，闭息片刻，随后将两手搓热放在腰部，用手掌推摩两侧肾俞穴（在第 2 腰椎棘突下，旁开 1.5 寸处）20 次左右。此动作有强身温肾的作用。

左右轱辘，心情舒畅：两脚自然分开同肩宽，两手自腰部移向前方,手指分开,稍作屈曲,手自胁部向上划弧如车轮状,像摇轱辘那样自后向前做数次环形运动,随后按相反方向自前向后做数次环形运动。此动作可使全身气血流通。

中医特色疗法

⟳ 按摩疗法

选穴:太溪、三阴交。

定位:太溪位于足内侧,内踝后方,当内踝尖与跟腱之间的凹陷处;三阴交位于小腿内侧,当足内踝尖上 3 寸,胫骨内侧缘后方。

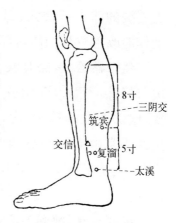

操作:采用指揉的方法,即用大拇指或中指指腹按压穴位,做轻柔缓和的环旋活动,以穴位感到酸胀为度,每个穴位按揉 2～3 分钟,每天操作 1～2 次。

⟳ 穴位敷贴疗法

主穴:神阙、涌泉、风池、内关。

配穴:加三阴交、肝俞、肾俞。

定位:三阴交位置见前文;肝俞在腰部,当第 9 胸椎棘突下,旁开 1.5 寸;肾俞在腰部,在第 2 腰椎棘突旁开 1.5

寸处。

治法：根据体质，在主穴基础上随证配穴，敷药用吴茱萸、白芥子、川芎等制成膏药贴穴，以桑皮纸和橡皮膏固定，每周敷贴2次；或用具有相关治疗作用的穴位敷贴或磁贴，每2日1次，每次12小时，10次为1个疗程。

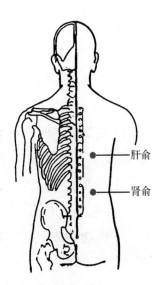

肝俞

肾俞

➢ 降压药枕

清热平肝枕

[**药物组成**] 草决明、牡丹皮、生石膏、冬桑叶、紫草、白菊花、夏枯草、苦丁茶、荷叶、川芎、青木香、石菖蒲各100克。

[**制作**] 将所有材料分别晒干，研为粗末，混匀后用纱布包裹缝好，装入枕芯，制成药枕。

[**功效**] 滋阴清热，平肝降压。

桑叶地黄枕

[**药物组成**] 桑叶500克，干地黄500克，牡丹皮200克，巴戟天500克。

[**制作**] 将所有材料晒干或烘干，共研为粗末，制成药枕。

[**功效**] 滋阴清热，双补阴阳。

⊙ 中药足浴

杞菊决明水

[**药物组成**] 枸杞、菊花、决明子各 50 克,罗布麻叶 30 克。

[**用法**] 将所有材料加水浸泡 30 分钟,水煎取汁,趁热洗浴双足。每次 30~40 分钟。

[**功效**] 滋阴清热,滋补肝肾,平肝降压。

吴茱萸黄柏水

[**药物组成**] 吴茱萸 15 克、黄柏 20 克、知母 20 克、生地黄 20 克、牛膝 20 克、生牡蛎 40 克。

[**用法**] 将所有材料放入锅中,加水适量,煎煮 30 分钟,去渣取汁,与 1 500 毫升开水同入脚盆中,先熏蒸后泡脚。

[**功效**] 滋阴养血,泻火平肝,引血下行,降压除烦。适用于阴虚体质高血压,症见眩晕、颜面红赤、口苦口干等。

痰湿质高血压患者的中医养生指导

情志调摄

(1) 宜多参加社会活动,培养广泛的兴趣爱好。

（2）宜欣赏激进、振奋的音乐，如二胡《赛马》等；多听商调式和宫调式乐曲来调理养生，商调式乐曲如《第三交响曲》、《嘎达梅林》、《悲怆》等，宫调式乐曲如《春江花月夜》、《月光奏鸣曲》、《高山流水》等。

起居调摄

（1）居住环境宜干燥，不宜潮湿，穿衣面料以棉、麻、丝等透气散湿的为佳，尽量保持宽松，有利于汗液蒸发，祛除体内湿气。

（2）晚上睡觉枕头不宜过高，防止打鼾加重；早睡早起，不要过于安逸，勿贪恋沙发和床榻。

饮食调养

饮食原则

（1）宜选用健脾助运、祛湿化痰的食物，如冬瓜、白萝卜、薏米、赤小豆、荷叶、山楂、生姜、荠菜、紫菜、海带、鲫鱼、鲤鱼、鲈鱼、文蛤等。

（2）少食肥、甜、油、黏（腻）的食物，中医认为"酸甘化阴"，阴就是津液，痰湿质本来就是津液多，再吃一些酸性和甜的东西，尤其是含糖量高的饮料，痰湿会更加严重。

（3）饮食不宜过饱，要想长生不老，饭吃七八成饱。痰湿质的人，脾胃运化能力弱，胃口好，但是消化不了。所以，一定要少吃，不要吃撑，吃进去消化不了，都在体内形成了垃圾。

（4）一定要吃早餐，千万不要吃夜宵。早餐是改善痰湿质、减肥的第一步。阳气在夜晚来消化食物。如果常吃夜宵，会伤阳气，并促生痰湿体质。

（5）少吃寒凉的东西，夏天不能贪凉饮冷，不能吃冰饮料、冰激凌和冰箱里拿出来的冷菜。胖的人大多脾胃有问题，若再吃寒凉的食物，把脾胃进一步吃伤了，当然就更胖了。

推荐食材

薏米

[**性味**] 性微寒，味甘、淡。

[**功效**] 健脾利水除痹，清热排脓除湿热，为药食两用利湿之佳品。

白扁豆

[**性味**] 性微温，味甘。

[**功效**] 健脾和中，消暑化湿。

赤小豆

[**性味**] 性平，味甘、酸。

[**功效**] 利水消肿，解毒排脓。

黄豆

[**性味**] 性平，味甘。

[**功效**] 益气健脾，润燥消水，清热解毒。

泥鳅

[**性味**] 性平，味甘。

［**功效**］补中益气,除湿退黄,益肾助阳,疗痔。

鲤鱼

［**性味**］性平,味甘。

［**功效**］补脾健胃,利水消肿,安胎通乳,解毒。

海蜇

［**性味**］性平,味咸。

［**功效**］清热化痰,消积化滞,润肠通便。

芦笋

［**性味**］性寒,味甘。

［**功效**］清热解毒,生津利水,止咳散结。

竹笋

［**性味**］性微寒,味甘。

［**功效**］滋阴凉血,和中润肠,清热化痰。

柠檬

［**性味**］性大寒,味甘、酸。

［**功效**］化痰,止咳,生津,健脾。

常用中药

防己

［**性味归经**］性寒,味苦、辛,归膀胱经、肺经。

［**功效**］祛风湿,止痛,清热利湿,利水消肿。

［**药理作用**］防己含有多种生物碱,如汉防己碱、汉防己乙素及汉防己丙素等。汉防己碱经动物实验证明有降压

作用,其降压原理可能是与其直接扩张血管、拟胆碱以及抑制血管运动中枢或交感神经有关。

[注意事项] 阴虚而无湿热者慎用。

茯苓

[性味归经] 性平,味甘、淡,归心经、脾经、肺经、肾经。

[功效] 利水渗湿,健脾宁心。适用于水肿尿少、痰饮眩悸、脾虚食少、便溏泄泻、心神不安、惊悸失眠。

[药理作用] 茯苓可使平滑肌收缩振幅减少,张力下降。茯苓可影响体内代谢,对电解质的平衡有调解作用,并能降低血糖,抑制毛细血管的通透性。

[注意事项] 阴虚而无湿热、虚寒滑精、气虚下陷者慎服。

常用药茶药膳

药茶

陈皮荷叶茶

[材料] 荷叶 12 克,陈皮 3 克。

[制作] 将荷叶、陈皮水煎取汁饮用。

[功效] 理气健脾,祛湿化痰。

扁豆山药茶

[材料] 白扁豆、山药各 20 克。

[制作] 将白扁豆炒黄、捣碎,山药切片,二者水煎取汁饮用。

[功效] 健脾益气。特别适合痰湿体质有倦怠乏力、腿脚浮肿等症状。

白术陈皮茶

[材料] 白术 30 克,陈皮 15 克。

[制作] 将白术、陈皮加水 1 000 毫升,用中火煎煮半小时,过滤后代茶饮。

[功效] 健脾燥湿,养胃消痰。

茯苓薏米茶

[材料] 茯苓 15 克,薏米 15 克。

[制作] 将茯苓、薏米水煎取汁饮用。

[功效] 利水渗湿,健脾和胃。

三宝茶

[材料] 菊花 5 克,陈皮 5 克,普洱茶 5 克。

[制作] 菊花、陈皮、普洱茶共研成粗末,再用纱布袋包好放入杯中,用沸水冲泡饮用即可。

[功效] 平肝解毒、消暑清热、消脂降压,理气健脾、化痰祛湿,消食养胃、化痰降浊、润肠通便。

白扁豆花陈皮茶

[材料] 白扁豆花 15 克,陈皮 9 克,茯苓 9 克。

[制作] 将白扁豆花、陈皮和茯苓一起研成粗末,再用纱布袋包好放入杯中,然后倒入开水冲泡,闷上 5 分钟,代茶饮用,以冲淡为度。

[功效] 和胃健脾,清热除湿,理气和中,燥湿化痰。

菊槐茶

[材料] 菊花、槐花、绿茶各 3 克。

[制作] 将菊花、槐花、绿茶放入杯中,以沸水冲泡,加

盖闷 5 分钟即可。

[功效] 平肝痿风,清火降压,适用于高血压引起的头痛,头胀,眩晕等。

橘皮饮

[材料] 橘皮、杏仁、老丝瓜各 10 克,白糖少许。

[制作] 将老丝瓜、橘皮洗净,杏仁去皮一同入锅,加水适量,置武火上烧沸,再用文火煮 20～30 分钟)去渣,用白糖调味(若患有糖尿病者则不用)。

[功效] 理气化痰,祛风通络。

姜糖茶

[材料] 生姜 50 克,红糖 30 克,大枣 5 枚。

[制作] 将生姜、红糖、大枣加水煮滚后趁热饮用。

[功效] 发汗祛湿。

药膳

黄芪山药薏米粥

[材料] 黄芪、山药、麦冬、薏米、竹茹各 20 克,糖适量,粳米 50 克。

[制作] 先将山药切成小片,与黄芪、麦冬、白术一起泡透后,再加入其余材料,加水用大火煮沸后,再用小火熬成粥。

[功效] 益气养阴,健脾化痰,清心安神。

菖蒲薏米粥

[材料] 菖蒲 15 克,佛手 10 克,云苓 30 克,薏米 60 克,

粳米 100 克,冰糖适量。

[制作] 把薏米、粳米洗净,将浸泡好的陈皮、菖蒲、云苓入净布包起,煮粥,待熟后加入冰糖,拌匀即可食用。这也是一道平日可吃的保健粥。

[功效] 清热化痰、祛湿解暑。

山药冬瓜汤

[材料] 山药 50 克,冬瓜 150 克。

[制作] 山药、冬瓜至锅中慢火煲 30 分钟,调味后饮用。

[功效] 健脾,益气,利湿。

赤豆鲤鱼汤

[材料] 活鲤鱼 1 尾(约 800 克),赤小豆 50 克,陈皮 10 克,辣椒 6 克,草果 6 克。

[制作] 将鲤鱼去鳞、鳃、内脏,再将其余材料填入鱼腹,放入盆内,加适量料酒、生姜、葱段、胡椒,食盐少许,上笼蒸熟即成。

[功效] 健脾除湿化痰。适用于疲乏、食欲不振、腹胀腹泻、胸闷眩晕者。

珍珠薏米丸子

[材料] 瘦猪肉 200 克,薏米 150 克,盐、味精、蛋清、淀粉、白糖、油适量。

[制作] 将瘦猪肉剁成馅,做成直径 2 厘米大小的丸子,裹上洗净的薏米,放在笼屉或蒸锅内蒸 10～15 分钟,然后取出丸子,放调味品勾芡即可。

[**功效**]健脾化湿,降脂轻身。适用于脾虚湿盛、食少腹泻、四肢无力、头重如裹等症。

茯苓香菇玉笋

[**原料**]玉笋 250 克,香菇 100 克,茯苓粉 10 克,盐、味精、高汤、水淀粉、香油适量。

[**制作**]将香菇、玉笋切成丝;茯苓粉与水淀粉调和。当油锅约六七成熟时,放入玉笋、香菇、高汤、味精、水淀粉,翻炒撒盐出锅。

[**功效**]补中健脾,除湿利尿。适用于脾虚湿盛、小便不利、嗜睡易困、眼泡浮肿、关节不利等症。

陈皮里脊肉

[**原料**]猪里脊肉 300 克,陈皮 50 克,盐、料酒各适量。

[**制作**]里脊肉洗净、切丝,放入盐、料酒腌制 20 分钟,油热后炒至变色,再加入陈皮丝,调味后出锅。

[**功效**]理气健脾,化痰祛湿。

山药炒豌豆

[**原料**]山药 50 克,胡萝卜 20 克,豌豆 30 克。

[**制作**]将山药、胡萝卜分别洗净、切片。炒锅热油,一次放入胡萝卜、豌豆、山药,用大火翻炒 5 分钟,调味即可出锅。

[**功效**]补脾养胃,生津益肺,利水消痰。

清拌莴苣

[**原料**]莴苣 250 克,盐、味精、香油各适量。

[**制作**]将莴苣洗净,去皮、切丝,加盐腌制片刻,倒去

汁液,加入味精,淋上香油拌匀即可。

[**功效**] 健脾化痰,利水。适用于脾虚痰阻兼见小便不利者。

冬瓜炖排骨

[**原料**] 排骨 500 克,冬瓜 500 克,姜 1 块,大料 1 个,盐、胡椒粉、味精各适量。

[**制作**] 把排骨斩成小块,洗净沥干水分;冬瓜去皮适当切块。将排骨放在开水锅中烫 5 分钟,捞出用清水洗净。再将排骨、姜、大料和适量清水,上旺火烧沸,再改用小火炖约 60 分钟,放入冬瓜再炖约 20 分钟,捞出姜块、大料,再加盐、胡椒粉、味精起锅即可。

[**功效**] 益气补血,利水渗湿。

白菜萝卜汤

[**原料**] 大白菜叶子 2 片,白萝卜、胡萝卜各 80 克,豆腐半块(约 200 克)。

[**制作**] 将大白菜、白萝卜、胡萝卜与豆腐洗净,切成大小相仿的长条,在沸水中焯一下捞出。锅中倒入清汤,把白萝卜、胡萝卜、豆腐一起放入锅中,大火煮开后加入大白菜,再次煮开,用盐、味精调味,最后撒上香菜末盛出即可。

[**功效**] 消食化滞,开胃健脾,顺气化痰。

运动保健

痰湿质高血压患者应坚持长期运动锻炼,强度应根据自身的状况循序渐进。不宜在阴雨季节、天气湿冷的气候条件下运动。可选择快走、武术以及打羽毛球等，使松弛的肌肉逐渐变得结实、致密。如果体重过重、膝盖受损，可选择游泳。

推荐在饭后 1 小时左右开始练习祛痰湿养生操，做到身上微汗为佳，还有很好的减肥作用。

祛痰湿养生操

提膝伸腿：仰卧，背部着地，双肘支撑身体，右腿屈膝，朝胸前运动，然后伸腿，保持离地 50 厘米高，同时左腿屈膝，向胸前运动，双腿不断交替屈伸，像蹬自行车的样子，全过程约 30 秒。

提臀拱背：仰卧，屈膝，双脚稳踏地面，双手置于身体两侧，腰背部朝上拱，保持此姿势 2 秒，然后放平，紧贴地面 4 秒，重复 5 次，全过程时间约 30 秒。

平卧扭转：仰卧，屈膝，双脚稳踏地面，双臂上举，左手朝上，右手朝下，上身向右倾，同时双膝向左倾；继而右手向上转，左手向下转，上身向左倾，同时双膝向右倾。如此反复 5 次，全过程时间约 30 秒。

屈膝下蹲：双脚分开，双膝略弯，收紧腹肌和臀肌，慢慢屈膝下蹲至最低点，保持此姿势 2 秒，然后起立至开始姿势。反复 5 次，全过程时间约 30 秒。

挺腰折髋：双脚分开，双腿伸直，双手自然贴于臀部，背挺直，从髋关节处向后弯曲，保持此姿势从 1 数到 15；双手进一步下探,试图用两手抓住小腿肚,但不要勉强自己,然后恢复直立状态。全过程时间约 30 秒。

侧卧抬腿:右侧卧,右手及前臂支撑身体,左脚放在右腿前面,抬左腿 15 次;换另一边再做。全过程时间约30 秒。

中医特色疗法

按摩疗法

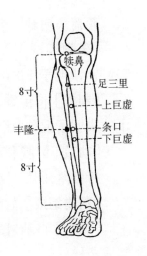

选穴:丰隆、足三里。

定位:足三里位置见前文。丰隆位于小腿前外侧,当外踝尖上 8 寸,条口外,距胫骨前缘二横指处。

操作:采用指揉法,即用大拇指或中指指腹按压穴位,做轻柔缓和的环旋活动,以穴位感到酸胀为度,每个穴位按揉 2~3 分钟,每天操作 1~2 次。

穴位敷贴疗法

主穴:神阙、涌泉、风池、内关。

配穴:加脾俞、足三里、丰隆。

定位:脾俞在背部,当第 11 胸椎棘突下,旁开 1.5 寸;足三里、丰隆位置见前文。

治法：根据体质，在主穴基础上随证配穴，敷药用吴茱萸、白芥子、川芎等制成膏药贴穴，以桑皮纸和橡皮膏固定，每周敷贴 2 次；或用具有相关治疗作用的穴位敷贴或磁贴，每 2 日 1 次，每次 12 小时，10 次为 1 个疗程。

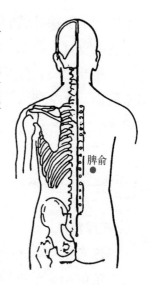

脾俞

⟳ 降压药枕

藿蒲决明枕

[药物组成] 藿香 80 克，石菖蒲 500 克，决明子 1 000 克。

[制作] 将藿香、石菖蒲分别晒干，研为粗末，之后与晒干的决明子混匀，用纱布包裹缝好，装入枕芯，制成药枕。

[功效] 健脾利湿，化痰降浊，清热平肝，明目降压。

荷叶菖蒲枕

[药物组成] 荷叶 1 000 克，石菖蒲 600 克。

[制作] 将荷叶、石菖蒲切碎，研成粗末，晒干或烘干，制成药枕。

[功效] 化痰降浊，清暑降压。

⟳ 中药足浴

天麻半夏菖蒲水

[药物组成] 天麻 20 克，半夏 15 克，石菖蒲 50 克，冰片少许。

[**用法**] 将天麻、半夏和石菖蒲加水浸泡30分钟,水煎取汁,再加入少许冰片搅匀,趁热洗浴双足。

[**功效**] 化痰泄浊,平肝,通窍降压。

白荷菖蒲水

[**药物组成**] 白芷5克,荷叶50克,石菖蒲40克。

[**用法**] 将白芷、荷叶、石菖蒲加水浸泡30分钟,水煎取汁,趁热洗浴双足。

[**功效**] 化痰降浊,降压利窍。

血瘀质高血压患者的中医养生指导

情志调摄

(1) 遇事宜沉稳,努力克服浮躁情绪。

(2) 宜欣赏流畅抒情的音乐,如《春江花月夜》等;宜听热烈欢快或活泼轻松的徵调式、角调式乐曲,徵调式乐曲如《步步高》、《狂欢》、《解放军进行曲》、《卡门序曲》等;角调式乐曲如《春之声圆舞曲》、《蓝色多瑙河》、《春风得意》等。

起居调摄

(1) 居室宜温暖舒适,不宜在阴暗、寒冷的环境中长期工作和生活。

(2) 衣着宜宽松,注意保暖,保持大便通畅。

(3) 不宜贪图安逸,宜在阳光充足的时候进行户外活动。

(4) 避免长时间打麻将、久坐、看电视等。

饮食调养

饮食原则

(1) 宜选用具有调畅气血作用的食物,如生山楂、醋、玫瑰花、桃仁(花)、黑豆、油菜等。

(2) 少食收涩、寒凉、冰冻之物,如乌梅、柿子、石榴、苦瓜、花生米。

(3) 少食高脂肪、高胆固醇、油腻食物,如蛋黄、虾、猪头肉、猪脑、奶酪等。

(4) 可少量饮用葡萄酒、糯米甜酒,有助于促进血液运行,扩张血管,但血压过高和冠心病等患者不宜饮用。

(4) 女性月经期间慎用活血类食物。

推荐食材

山楂

[**性味**]性温,味酸、甘。

[**功效**]消食健胃,活血化瘀,驱虫。

醋

[**性味**]性温,味酸、苦。

[功效] 开胃养肝,强筋暖骨,醒酒消食,下气。

油菜

[性味] 性温,味辛。

[功效] 散血,消肿,解毒。

生藕

[性味] 性寒,味甘。

[功效] 清热,生津,凉血,散瘀,补脾,开胃。

桃子

[性味] 性温,味酸、甘。

[功效] 养阴,生津,润燥,活血。

海参

[性味] 性温,味甘、咸。

[功效] 滋阴补肾,壮阳益精,养心润燥,补血。

黑芝麻

[性味] 性平,味甘。

[功效] 滋补肝肾,生津润肠,润肤护发,明目,活血润脉,益气降压。

大蒜

[性味] 性温,味辛。

[功效] 温中消食,暖脾胃,消积解毒,杀虫。

黑木耳

[性味] 性平,味甘。

[功效] 补气养血,润肺止咳。

茄子

[**性味**]性凉,味甘。

[**功效**]清热止血,消肿止痛。

常用中药

丹参

[**性味归经**]性微寒、味苦,归心经、肝经。

[**功效**]活血通络、凉血消肿。

[**药理作用**]丹参的主要成分丹参酮、丹参素能够扩张血管,显著降低血压。丹参可降低血和肝中的甘油三酯,改善微循环,使微循环血流速度加快,对心肌具有保护作用,对冠状动脉也有扩张作用,可使冠状动脉血流量明显增加,改善心功能,可防治高血压并发冠心病引起的心绞痛。

[**注意事项**]脾胃虚寒者慎用;与阿司匹林、华法林等抗凝药物同时服用可加重出血风险。

川牛膝

[**性味归经**]性平,味苦、甘、酸,归肝经、肾经。

[**功效**]活血通络,利水通淋,引火引血下行。

[**药理作用**]牛膝的化学成分主要包括牛膝多糖、氨基酸、蛋白质、皂苷、生物碱及香豆素等。有神经系统调节、降压、降低血液黏稠度等作用。其在降压方面,具有降压幅度小、波动大、持续时间短等特点。

[**注意事项**] 本品为动血之品,孕妇及月经过多者忌服;中气下陷、脾虚泄泻、下元不固、多梦遗精者慎用。

常用药茶药膳

药茶

丹参茶

[**材料**] 丹参 10 克,绿茶 5 克。

[**制作**] 将丹参研成粗末,与绿茶一起放入杯中,用沸水冲泡(或水煎),代茶饮用。

[**功效**] 活血化瘀,宽胸止痛。适用于冠心病、心绞痛、高血压等。

玫瑰花茶

[**材料**] 玫瑰花(干品)3～6 克。

[**制作**] 将玫瑰花放入杯中,用沸水冲泡,代茶饮用。

[**功效**] 理气止痛,活血散瘀。适用于肝胃气痛。

当归白芍茶

[**材料**] 当归 10 克,白芍 15 克,红茶 2 克。

[**制作**] 将所有材料放入杯中,沸水冲泡(或煎煮)成茶,代茶饮用。

[**功效**] 活血养血。适用于虚劳伴心腹绞痛。

丹参麦芽茶

[**材料**] 丹参 20 克,橘皮 9 克,麦芽糖 30 克。

[**制作**] 将丹参、橘皮一起水煎,沸后调入麦芽糖,代茶

饮用。

[功效] 活血行气,止痛。适用于胃脘胀闭疼痛或胸胁刺痛。

枸杞大枣茶

[材料] 枸杞、何首乌、黄芪各 20 克,大枣(去核)3～4 枚。

[制作] 将所有材料放入杯中,用沸水冲泡(或水煎),代茶饮用。

[功效] 枸杞补血,何首乌补肝肾,黄芪补气,大枣补脾胃,可使肌肤红润有光泽。适用于脾肾虚弱,面无血色者。

柴胡玉竹茶

[材料] 柴胡、玉竹、白茯苓各 10 克。

[制作] 将所有材料一同水煎,代茶饮用。

[功效] 柴胡舒肝理气、安定神经;玉竹美白润肤;白茯苓健脾胃、润肤美白。适合肝气郁结者。

当归川芎茶

[材料] 当归 6 克,川芎 2 克。

[做法] 将当归、川芎放入杯中,用沸水冲泡(或水煎),代茶饮用。

[功效] 补血活血。适用于疼痛绵绵、体质虚弱者。

山楂红糖茶

[材料] 山楂 10 枚,红糖适量。

[制作] 将山楂冲洗干净,去核打碎,放入锅中,加清水

煮约 20 分钟,调以红糖进食。

[**功效**] 活血化瘀,健胃消食。适合体质寒凉的血瘀者。

当归三七花茶

[**材料**] 当归 3 克,三七花 3 克。

[**制作**] 将当归、三七花用开水冲泡,代茶饮用。

[**功效**] 活血养血,祛瘀止痛。三七花能直接扩张血管,改善微循环,对高血压、心脏缺血者效果明显。

药膳

山楂内金粥

[**材料**] 山楂片 15 克,鸡内金 1 个,粳米 50 克。

[**制作**] 山楂片于锅小火炒至焦黄,备用;鸡内金用温水洗净,烘干后研成细末,备用。粳米淘净,与焦山楂、鸡内金末一同放入砂锅煮粥,用小火煮 30 分钟即可。

[**功效**] 化瘀血,行气结。

黑豆川芎粥

[**材料**] 川芎 10 克,黑豆 25 克,粳米 50 克,红糖若干。

[**制作**] 将川芎用纱布包裹,和黑豆、粳米一起水煎煮熟,加适量红糖调味,分次温服。

[**功效**] 活血祛瘀,行气止痛。

冬菇油菜

[**材料**] 油菜 400 克,冬菇 200 克,植物油、盐、味精各适量。

[制作]油菜择洗干净,切成 3 厘米长的段,梗、叶分置;冬菇用温水泡开,去蒂。热锅倒油烧热,先放油菜梗炒至六成熟,加盐调味,再下油菜叶同炒几下,放入冬菇和浸泡冬菇的汤,烧至菜梗软烂,加入味精炒匀即可。

[功效]活血化瘀。

首乌丹参大枣猪肉汤

[材料]丹参 20 克,何首乌 40 克,大枣 100 克,猪腿肉 250 克,盐适量。

[制作]何首乌洗净、切片,丹参洗净、切片,大枣洗净、去核;猪腿肉洗净,切成片。锅中加适量清水,煮沸后将所有食材放入,改文火煲 2 小时,最后加适量盐调味即可。

[功效]活血祛瘀,乌须黑发,养心安神。

当归田七乌鸡汤

[材料]乌鸡 1 只,当归 15 克,田七 5 克,生姜 1 块。

[制作]当归、田七在清水中浸泡、清洗,然后把乌鸡装进一个合适的容器里,再把洗好的当归、田七、生姜一起码放在乌鸡上,加适量的盐,再倒入一些清水,注意清水一定要没过乌鸡,然后盖上盖,在大火上隔水蒸 3 小时,鸡肉烂熟之后,就可食。

[功效]主要作用是补血活血,也有调经止痛,润肠通便之效。

川芎白芷炖鱼头

[材料]白芷 12 克,川芎 12 克,大枣 80 克,鲢鱼头 250 克,姜 3 克,盐适量。

[**制作**]鲢鱼头洗净备用;川芎、白芷洗净备用;大枣洗净去核,姜洗净切片备用;将所有食材放入炖盅里,加适量清水,隔水炖 4 个小时即可。

[**功效**]活血行气、健脾止痛。

红酒炖鸡腿

[**材料**]鸡腿 500 克,洋葱 100 克,胡萝卜 100 克,蘑菇 30 克,番茄沙司 25 克,红葡萄酒 20 毫升,蒜 5 克,植物油、胡椒粉和盐适量。

[**制作**]鸡腿洗净,抹上适量胡椒粉和盐,腌制 10 分钟,备用;洋葱剥皮,洗净后切成片;蘑菇洗净,切片;胡萝卜洗净,切成丁;蒜洗净,切碎。锅中加适量植物油,烧热后放入腌好的鸡腿,煎至两面金黄,盛出备用;锅中剩下的油继续烧热,将洋葱片、蘑菇片和胡萝卜丁放入锅中,翻炒至七分熟;将鸡腿放入锅中,淋上红葡萄酒,加入番茄沙司和少许清水,翻炒均匀,盖上锅盖,文火焖炖 20 分钟即可。

[**功效**]活血化瘀,健脾和胃,消食理气,补益肝肾。

归参烧黄鳝

[**材料**]当归 15 克,党参 15 克,黄鳝 500 克,植物油、芝麻油、黄酒、白糖、水淀粉、胡椒粉、酱油、味精和盐适量。

[**制作**]当归和党参放入碗中,加适量清水,隔水蒸 20 分钟;葱洗净,切成葱花;姜洗净,切末;黄鳝处理干净,切成丝。锅中加适量植物油,烧热后下葱花和姜末炝锅,香气四溢后倒入黄鳝丝翻炒片刻,加适量黄酒、酱油和白糖调味;

再将蒸好的当归和党参倒入锅中,加适量清水,文火焖煮5分钟;放入适量味精调味,用水淀粉勾芡,淋上芝麻油,装盘后撒上胡椒粉即可。

[功效]活血补气,祛瘀止痛,凉血安神。

丹参炒里脊肉

[材料]丹参5克,蘑菇30克,猪里脊肉100克。

[制作]丹参加水煎煮,取浓煎液备用;蘑菇洗净,切片;猪里脊肉切丝,加料酒、丹参水、姜汁、生粉、盐搅拌均匀。起油锅,加植物油烧热,加猪里脊肉滑炒后,加入蘑菇拌炒片刻,加入葱段,加盐少许调味即可。

[功效]活血化瘀,开胃提神。适用于胸闷胸痛、头晕头痛者。

红花芦笋

[材料]芦笋50克,红花2克。

[制作]将红花置于热开水中浸泡10分钟;芦笋切成段,焯水,过油。锅中加入水、盐、味精等调料,将芦笋倒入其中煸炒,再放入红花,勾少许芡即可。

[功效]活血通脉,补肝强筋。适用于肢体疼痛,面色晦暗,头痛胸闷等。

醋泡花生

[材料]带衣花生米100克,枸杞20克,米醋200毫升,蜂蜜适量。

[制作]将花生米、枸杞加入米醋中,调入适量蜂蜜后,置于密封容器内,7天后即可食用。

[功效] 散瘀消积，健脾和胃。适用于高血压、面色晦暗者，长期服用有明显降压效果。

运动保健

血瘀质高血压患者宜进行有助于促进气血运行的运动项目，如步行健身法。也可练习八段锦，在完成整套动作后将"左右开弓似射雕"和"背后七颠百病消"加做1～3遍。要避免在封闭环境中进行锻炼。锻炼强度视身体情况而定，不宜进行大强度、大负荷运动，以防意外。

推荐练习活血养生操，每天早、晚各一次，可使气血通畅。

活血养生操

腹式呼吸：仰卧，双膝稍屈，做腹式呼吸20次。腹式呼吸是指吸气时胸部不扩张但腹部隆起，呼气时胸部不收缩而腹部收缩凹陷的一种呼吸方式。

提腿屈膝：仰卧，双腿自然放平，然后左、右两腿轮流提腿屈膝20次。注意，屈膝时膝盖应尽量接触腹部。

单腿后抬：俯卧，双手平放于地面，用双肘支撑上身，单腿向后抬起，到最大幅度后再放下。双腿交替进行，共做20次。

屈膝下蹲：站立，双脚自然分开，屈膝下蹲，再立起为一次，共做20次。

足跟上提：站立,双脚自然分开,向上提起脚跟,坚持10秒后再放下为一次,共做20次。

中医特色疗法

⟳ 按摩疗法

选穴：期门、血海。

定位：期门位于胸部,当乳头直下,第6肋间隙,前正中线旁开4寸。血海：屈膝,在大腿内侧,髌底内侧端上2寸,当股四头肌内侧头的隆起处。

操作：采用指揉法,即用大拇指或中指指腹按压穴位,做轻柔缓和的环旋活动,以感到酸胀为度,每个穴位按揉2～3分钟,每天操作1～2次。

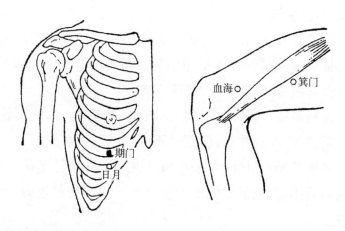

⟳ 穴位敷贴

主穴：神阙、涌泉、风池、内关。

配穴：加肝俞、足三里、曲池。

定位：肝俞、足三里位置见前文；曲池位于人体手肘弯曲有横纹的凹陷处。

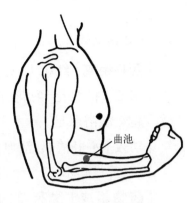
曲池

治法：根据体质，在主穴基础上随证配穴，敷药用吴茱萸、白芥子、川芎等制成膏药贴穴，以桑皮纸和橡皮膏固定，每周敷贴 2 次；或用具有相关治疗作用的穴位敷贴或磁贴，每 2 日 1 次，每次 12 小时，10 次为 1 个疗程。

降压药枕

白菊红花枕

[药物组成] 白菊花 300 克，冬桑叶 250 克，红花 50 克。

[制作] 将冬桑叶、白菊花分别晒干，研为粗末，与晒干的红花混匀后，用纱布包裹缝好，做成薄型枕芯，置于普通枕上面。

[功效] 疏风清热，化瘀活血，平肝降压。

桃叶荷叶枕

[药物组成] 桃树叶 300 克，荷叶 300 克。

[制作] 将桃树叶、荷叶分别晒干，粉为粗末，混匀后用纱布包裹缝好，做成薄型枕芯，置于普通枕上面。

[功效] 化痰降浊，活血化瘀。

中药足浴

二花白芍水

[**药物组成**]红花 12 克,菊花 18 克,白芍药 30 克。

[**用法**]将红花、菊花、白芍药加水浸泡 30 分钟,水煎取汁,趁热洗浴双足。

[**功效**]平肝清热,活血止痛。

吴茱萸桃仁水

[**药物组成**]吴茱萸、桃仁、丹参、夏枯草、川牛膝各10~15 克。

[**用法**]将所有材料加清水 2 000 毫升,煎至 1 500 毫升,将药液倒入脚盆内,待药液温度适宜时,先用消毒毛巾蘸药液擦洗双足(脚掌脚背)数分钟,再将双足浸泡在药液中 30 分钟。洗后建议卧床 1~2 小时。

[**功效**]滋补肝肾,活血化瘀,平肝降压。

气郁质高血压患者的 中医养生指导

情志调摄

(1) 宜乐观开朗,多与他人相处,不苛求自己也不苛求他人。如心境抑郁不能排解时,要积极寻找原因,及时向朋友倾诉。

（2）宜欣赏节奏欢快、旋律优美的乐曲如《金蛇狂舞》等,还适宜看喜剧、励志剧,以及轻松愉悦的相声表演。

起居调摄

（1）尽量增加户外活动和社交,防止一人独处时心生凄凉。

（2）居室保持安静,宜宽敞、明亮。

（3）平日保持有规律的睡眠,睡前避免饮用茶、咖啡和可可等饮料。

（4）衣着宜柔软、透气、舒适。

饮食调养

◉ 饮食原则

（1）宜选用具有理气解郁作用的食物,如黄花菜、菊花、玫瑰花、茉莉花、大麦、金橘、柑橘、柚子等。

（2）少食收敛酸涩的食物,如石榴、乌梅、青梅、杨梅、草莓、杨桃、酸枣、李子、柠檬、南瓜、泡菜等。

◉ 推荐食材

白萝卜

[**性味**] 性凉,味甘、辛。

[**功效**] 清热生津,顺气散瘀,凉血止血,消食化滞。

胡萝卜

[**性味**] 性平,味甘。

[**功效**] 健脾消食,润肠通便,明目,行气化滞。

黄花菜

[**性味**] 性平,味甘。

[**功效**] 养血平肝,利尿消肿,补虚下奶。

洋葱

[**性味**] 性温,味甘、辛。

[**功效**] 润肠、理气和胃,健脾进食,发散风寒。

豌豆

[**性味**] 性平,味甘。

[**功效**] 益中气,止泻痢,调营卫,利小便。

海带

[**性味**] 性寒,味咸。

[**功效**] 软坚化痰,行气化滞,祛湿止痒,清热行水。

金橘

[**性味**] 性温,味辛、甘、酸。

[**功效**] 行气解郁,生津消食,化痰利咽,醒酒。

橙

[**性味**] 性凉,味甘、酸。

[**功效**] 生津止渴,开胃下气,解酒。

苹果

[**性味**] 性凉,味甘、酸。

[**功效**] 生津润肺,除烦解暑,开胃醒酒,止泻。

蘑菇

[**性味**] 性平,味甘。

[**功效**] 理气消食,补气益胃,清神,平肝阳。

常用中药

川芎

[**性味归经**] 性温,味辛,归肝经、胆经、心包经。

[**功效**] 活血行气,祛风止痛。

[**药理作用**] 川芎中的川芎嗪可扩张冠状动脉,增加冠状动脉血流量,扩张脑血管,改善微循环,并能抑制血小板聚集,预防血栓形成。

[**注意事项**] 阴虚火旺、多汗、热盛者和孕妇均虚慎用。

山楂

[**性味**] 性微温,味酸、甘。

[**功效**] 消食健胃,行气散瘀,化浊降脂。

[**药理作用**] 山楂乙醇浸出物能使麻醉兔血压缓缓下降;山楂总黄酮能使猫血压下降;其总提取物对小鼠、兔、猫亦有较为明显的中枢性降压作用。山楂降压作用与其扩张外周血管作用有关。

[**注意事项**] 脾胃虚弱者不宜多食;胃酸分泌过多者、病后体虚及患牙病者不宜食用。

常用药茶药膳

⟳ 药茶

三花茶

[**材料**] 茉莉花 3 克,菊花 5 克,玫瑰花 3 克。

[**制作**] 将所有材料用开水冲泡后饮用。

[**功效**] 行气解郁。

萝卜茶

[**材料**] 白萝卜 100 克,红茶 3 克。

[**制作**] 萝卜洗净,切片后下锅,加水约 600 毫升,大火烧开后,转用小火将萝卜煮烂,用煮好的萝卜水冲泡红茶饮用。

[**功效**] 温中暖胃,下气消食。

陈皮大枣茶

[**材料**] 陈皮 10 克(切丝),大枣 10 克(撕成小块),红茶 3 克。

[**制作**] 将所有材料用开水冲泡后饮用,冲饮至味淡。

[**功效**] 益气补脾,健胃消食。

佛手香橼茶

[**材料**] 佛手 5 克(鲜品 10 克),香橼 5 克(鲜品 10 克),桔梗 3 克,甘草 3 克。

[**制作**] 所有材料一同研为粗末,置入茶包中,用开水冲泡后饮用,冲饮至味淡。

[功效] 疏肝解郁,宽中理气,下气消食,健脾养胃。

金橘茶

[材料] 小金橘 3～5 颗,话梅 2 颗,绿茶 3 克。

[制作] 金橘洗净后切成薄片。绿茶冲泡好后,加入金橘片和话梅,待 3～5 分钟后即可饮用。

[功效] 理气解郁,生津消食。

柴郁茶

[材料] 柴胡 5 克,郁金 3 克,香附 3 克,白芍 3 克,橘叶 2 克,绿茶 5 克。

[制作] 用水煎煮柴胡、郁金、香附、白芍、橘叶至水沸后,冲泡绿茶饮用。

[功效] 疏肝解郁,养血活血,散结消痈。

郁金木香茶

[材料] 郁金 5 克,木香 3 克,莪术 3 克,丹皮 3 克,花茶 3 克。

[制作] 将所有材料开水冲泡后饮用,冲饮至味淡。

[功效] 理气解郁。

洋甘菊茶

[材料] 干燥洋甘菊 3～5 克,绿茶 3 克。

[制作] 洋甘菊、绿茶用开水冲泡后饮用,可根据口味加入少许蜂蜜调味。

[功效] 舒缓情绪,安神镇痛,降肝明目。

合欢安神茶

[材料] 合欢花 12 克,夜交藤 9 克。

[制作]合欢花、夜交藤用开水冲泡后饮用,冲饮至味淡。

[功效]安神养心,活血解郁。

安神定志茶

[材料]炙远志、石菖蒲、茯苓各6克,西洋参3克(切薄片)。

[制作]炙远志、石菖蒲、茯苓一同研为粗末,置入茶包,与西洋参片一起用开水冲泡后饮用,冲饮至味淡。

[功效]补气安神,养心益智。

➤ 药膳

合欢金针解郁汤

[材料]合欢皮(花)15克,茯苓12克,郁金10克,浮小麦30克,百合15克,黄花菜30克,大枣6个,猪瘦肉150克,生姜2片,食盐适量。

[制作]合欢皮(花)、茯苓、郁金、浮小麦、百合洗净,稍浸泡;大枣去核;黄花菜洗净、浸泡,挤干水分;猪瘦肉洗净,不必刀切。将所有材料放进瓦煲内,加入清水2 500毫升(10碗量),武火煲沸后,改为文火煲约2小时,调入适量食盐便可。

[功效]解郁忘忧,宁心安神。

萝卜菌菇排骨汤

[材料]肉排500克,白萝卜200克,蘑菇50克,金针菇50克,盐、味精、料酒、葱、姜适量。

[制作] 蘑菇、金针菇、萝卜洗净，萝卜切块；肉排切块，洗净后入沸水煮去血水。汤锅另备水，将下余水后的小排，加料酒及姜片炖煮，约 1 小时后先放入萝卜块，熟后再放入蘑菇、金针菇，加盐和味精调味，小火闷至萝卜熟透，撒葱花。

[功效] 补肾养血，滋阴润燥，下气消食。

香菜萝卜生姜汤

[材料] 白萝卜 1 个，香菜 3 根，生姜 2 片，冰糖适量。

[制作] 香菜洗净后，摘掉叶子留根茎；生姜切片；白萝卜洗净，切片。将所有材料放入锅中，加适量水、冰糖煮 15 分钟即可。

[功效] 健胃消食，止咳化痰，顺气利尿，清热解毒。

橘皮粥

[材料] 橘皮 30 克，粳米 100 克，白糖适量。

[制作] 橘皮研为细末，备用。锅中放入冷水、粳米，先用旺火煮沸，然后改用小火熬粥，至粥将成时，加入橘皮末和白糖，再略煮片刻即可。

[功效] 理气化痰，健脾除湿。

佛手粥

[材料] 佛手 10 克，粳米 100 克，白糖适量。

[制作] 佛手洗净，切碎，水煎取汁备用。粳米加水煮粥，待八成熟时入药汁共煮至熟，加白糖少许调味即可。

[功效] 疏肝理气，燥湿化痰，健脾和胃。

甘麦大枣粥

[材料] 大麦、粳米各 100 克，大枣 20 克，甘草 15 克。

［制作］先煎甘草，去渣留汁，后入小麦及大枣，煮为粥。

［功效］益气宁心安神。

香菜粥

［材料］香菜25克，粳米50克，红糖10克。

［制作］香菜洗净，切碎备用。粳米、红糖加水先煮成稀粥，然后放入香菜，再煮一沸，即停火待食。

［功效］消食下气，温中止痛，健脾和胃。

佛手肉片

［材料］猪肉100克，佛手瓜250克。

［制作］将锅底放油烧热，肉片放入锅中翻炒变色后加入佛手瓜片翻炒片刻，放入少许盐、酱油翻炒均匀后出锅食用。

［功效］行气止痛，和胃化痰。

解郁理气鱼

［材料］八月札30克，砂仁1.5克，黄花菜30克，鳊鱼1尾500克，葱、姜、盐等各适量。

［制作］八月札、砂仁煎煮30分钟后去渣取汁。鳊鱼去鳞及内脏，将黄花菜及鱼下锅并倒入药汁，加适量水及少许葱、姜、盐等佐料共煮，熟后吃鱼喝汤。

［功效］疏肝理气，健脾和胃，解郁宁神。

黄花菜肉饼

［材料］猪肉末500克，水泡黄花菜250克（干品约100克），面粉500克，葱、食盐各适量。

[**制作**] 猪肉末、黄花菜切碎,加入葱、食盐等调料调匀为馅备用。面粉加水合成面团,擀片,填夹猪肉黄花菜馅,再烙或油煎成饼。

[**功效**] 养血补虚,清热除烦,补脑益智。

双花西米露

[**材料**] 玫瑰花 20 克,茉莉花 20 克,西米 100 克,白砂糖适量。

[**制作**] 玫瑰花、茉莉花置入茶包,加开水冲泡,备用。西米投入沸水中,以中小火煮致半透明,滤去煮西米的热水(带糊状);将半透明的西米倒入备好的玫瑰花、茉莉花水中,略加烧开,加入少许白糖调味即可。

[**功效**] 疏肝解郁,暖胃下气。

芝麻酱拌莴笋叶

[**材料**] 莴笋叶 250 克,松子仁 30 克,芝麻酱 50 克。

[**制作**] 莴笋叶洗净,在沸水中汆一下即捞入盘中。将松子仁捣烂,调入芝麻酱,并与莴笋叶拌匀,可以加入少许酱油和味精调味,佐餐食用。

[**功效**] 消积下气,润肠通便。

山楂银耳汤

[**材料**] 山楂 30 克,银耳 10 克,冰糖 30 克。

[**制作**] 将银耳泡发、洗净后,与山楂一起放入锅中,加800 毫升清水用大火煮开,再用小火煮 30 分钟,放入冰糖,待冰糖溶化后即可食用。

[**功效**] 健脾润肺,解郁理气,消食润肠。

香砂糖

[**材料**] 香橼 10～15 克,砂仁 5～10 克,白砂糖 200～300 克。

[**制作**] 香橼、砂仁研成细粉末备用。白糖放入锅中,加水适量,以小火慢慢煎熬至稠厚时,加入香橼粉、砂仁粉,一边搅拌调和均匀,一边继续以小火煎熬,熬到挑起糖成丝状而不黏手时停火。趁热倒入表面抹过食用油的盘中,稍冷后按压平整,再切成小糖块即可。

[**功效**] 开胃,健脾,行气。

运动保健

气郁质高血压患者宜多参加群体性体育运动项目,坚持做较大强度、较大负荷的"发泄式"锻炼,如跑步、登山、游泳;也可参与下棋、打牌等娱乐活动,分散注意力。

可在睡前做一套理气解郁操,帮助睡眠,调整心情。

理气解郁操

放松心情,凝神静坐:采用盘膝坐姿,两目平视,颈肩放松,腰背挺直,两手轻握拳,置于小腹前的大腿根部。要求静坐 3～5 分钟。

微摆天柱,睡到天亮:头部略低,使头部肌肉保持相对紧张,将头由左向右慢慢转动,每分钟 10～20 次,如此一左一右地慢慢摆动天柱穴(顶部大筋外缘之后发际凹陷中)20

次左右。此动作对睡眠有改善。

左右轱辘，心情舒畅：两脚自然分开同肩宽，两手自腰部移向前方，手指分开，稍作屈曲，手自胁部向上划弧如车轮状，像摇轱辘那样自后向前做数次环形运动，随后按相反方向自前向后做数次环形运动。此动作可使全身气血流通。

托按攀足，壮腰提神：十指交叉，掌心向上，双手向上做托举状，稍停片刻，翻转掌心朝前，双手做向前按推状，稍作停顿后即松开交叉的双手，顺势做弯腰攀足的动作，用双手抓住两足的涌泉穴（脚心前 1/3 凹陷处），此动作可壮腰提神。

任督运转，幸福安康：正身端坐，全身放松，闭目，保持均匀呼吸，以意念引导内气沿任脉（前正中线）下行至会阴穴（前后二阴中间），接督脉（后正中线），沿脊柱上行，至督脉终结处再循任脉下行。

中医特色疗法

按摩疗法
选穴：合谷、太冲。

定位：合谷位于手背，第 1、2 掌骨间，当第 2 掌骨桡侧的中点处。太冲位于足背侧，当第 1 跖骨间隙的后方凹陷处。

操作：采用指揉的方法，即用大拇指或中指指腹按压穴位,做轻柔缓和的环旋活动,以感到酸胀为度,每个穴位按揉2~3分钟,每天操作1~2次。

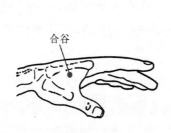

合谷

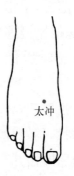

太冲

穴位敷贴

主穴:神阙、涌泉、风池、内关。

配穴:太冲、膻中、气海。

定位:太冲位置见前文;膻中在胸部,当前正中线上,平第四肋间,两乳头连线的中点;气海在下腹部,前正中线上,当脐中下1.5寸。

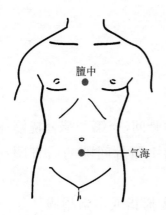

膻中

气海

治法:根据体质,在主穴基础上随证配穴,敷药用吴茱萸、白芥子、川芎等制成膏药贴穴,以桑皮纸和橡皮膏固定,每周敷贴2次;或用具有相关治疗作用的穴位敷贴或磁贴.每2日1次,每次12小时,10次为1个疗程。

⊙ 降压药枕

菊花决明佛手枕头

[**药物组成**] 白菊花、决明子各 100 克,佛手 50 克。

[**制作**] 将所有材料晒干,混匀后用纱布包裹缝好,装入枕芯,制成薄型枕芯,置于普通枕上面。

[**功效**] 平肝泻火,疏肝理气,明目降压。

川芎紫苏荷叶枕

[**药物组成**] 荷叶 1 000 克,川芎 100 克,紫苏 100 克,菊花 300 克。

[**制作**] 将所有材料晒干,研成粗末,用纱布包裹缝好,做成药枕。

[**功效**] 活血行气,清暑降压。

⊙ 中药足浴

十二味汤

[**药物组成**] 石决明、磁石各 20 克,党参、黄芪、乌药、当归、白芍、桑枝、枳壳、杜仲、牛膝各 5 克。

[**用法**] 将所有材料一同加水浸泡 30 分钟,再煎煮 30 分钟,去渣取汁,将药液倒入盆中,凉温,浸泡双足 30 分钟,水凉可少量加热水。

[**功效**] 平肝熄风,理气活血。适合高血压引起的头痛头晕、四肢麻木等。

第四章
高血压患者四季养生指导

春季养生指导

春季是一年中血压较易升高的季节,因为春天不仅气温变化不规律,忽冷忽热,而且肝火也比较旺,易情绪激动,故一定要格外当心,以免血压升高而诱发冠心病、中风、肾病等疾病。养生原则以升发阳气,条达肝气为主。

饮食养生指导

省酸增甘,以养脾胃:中医认为,脾胃为后天之本。因此,春季最主要是以清胃养脾为主,酸性食物入肝,甜性食物入脾,辛甘之品助春阳,故应多吃银耳、牛乳、山药、木耳、薏米等食物,少吃或不吃生冷食物。

多吃新鲜蔬菜水果:如柑橘、果汁、萝卜、芹菜、苦瓜等对心血管有保护作用的食物。

适当补充维生素:可防治春季干燥,同时起到抗衰老、防止记忆力减退。

多饮水：补充体液，促进腺体分泌，防止毒素损害肝脏。每天至少要喝 3 杯水，晨起一杯水，可以起到稀释血液、降低血压的作用；中午餐前一杯水，可以清洗肠胃，避免暴饮暴食；晚上再喝一杯水，可以缓解胃胀气等肠胃不适症状，同时也会稀释血液，不至于诱发脑血栓等疾病。

少饮酒：少饮利于肝脏阳气升发，多饮则伤肝。

三餐规律：切忌饥一顿饱一顿，以免影响血糖和血压变化。

择时服药：春天由于气候的原因，血压波动大，容易使人出现头痛、头晕、失眠等症状，因此高血压患者应根据自身血压的变化，选择在血压高峰出现前的 1～2 小时服药，使药效得到最好的发挥。

起居养生指导

早卧早起，起卧舒缓：应早睡早起，保持居室通风，每日接触阳光不少于半小时。另外，无论是早晨醒来还是晚上睡前，都切忌猛起猛躺，而应该先在床上仰卧活动一下四肢和头颈部，然后再慢慢坐起，下床活动，这样才不会因为血压的大幅波动而诱发脑血管疾病。

温水洗漱：高血压患者最怕受到外界刺激，因此在洗澡洗脸的时候，水温以 30～35℃为宜，不能过热或过冷，洗澡时浸泡时间也不宜过长，以免浴室内因水汽重而使呼吸困难，从而造成缺氧、晕厥。

晨练勿早：高血压患者春天宜在早晨太阳出来后再出

去锻炼,因为太阳出来后植物才可以进行光合作用,从而吸收空气内有害的二氧化碳气体。同时,不宜进行剧烈运动,而应以打太极拳、散步等节奏舒缓的运动为主,从而增强血管的收缩能力,起到活血化瘀、降低血压的目的。

耐心排便:大便时,尽量采取坐姿,切勿用力过猛,便毕起身时,动作也要尽量缓慢,以防止血压的突然升高。对于便秘的高血压患者,还应常吃蔬菜、水果等富含膳食纤维的食物,达到润肠通便的目的。

● 运动养生指导

人体在经过冬季的脂肪与热量储存之后,身体已经积聚了相当多的毒素,选择在万物复苏的春季进行适当的体育锻炼,可以在增强人体机能的同时,起到预防各种疾病的功效。尤其是对高血压患者来说,适当的有氧运动,对于血压的降低与维持稳定有着至关重要的作用。在春季,运动的选择以持续、缓慢、微汗为宜,比如慢跑、散步等运动,避免过度运动,以免对身体造成伤害。

● 情志养生指导

心情愉快,切忌恼怒:怒则伤肝,从而造成肝气不能保持正常的生发、调畅。

不要过度激动和兴奋:以免造成情绪起伏波动大而诱发血压升高。

夏季养生指导

夏季烈日炎炎,由于温度的急剧升高而使得高血压患者极易出现头晕脑胀、心前区憋闷等现象。因此,在夏天,高血压患者应采取相应的应对措施,以免血压升高而诱发其他疾病。养生原则以健脾益气,清暑化湿为主。

饮食养生指导

清热利湿:如西瓜、苦瓜、鲜桃、草莓、西红柿、绿豆、黄瓜等。

补益阳气和津液:如鸽肉、黑豆、木耳、五味子、玉竹、冬虫夏草等。

健脾和胃:如白扁豆、糯米、太子参、白术、甘草等。

多饮水:应以清茶或凉开水为主,以免因为天气热的缘故而造成身体病变;尤其在夜晚,倘若感到口渴,应适当进水,以此来降低血液黏稠度,预防血栓的形成。

多食清凉食品:如绿豆粥、莲子粥、荷叶粥、菊花茶等。

起居养生指导

充足睡眠:人体只有在进入深度睡眠时,血压才会出现下降的态势且保持一定的规律。对于高血压患者而言,在夏季如果由于天气闷热无法安然入睡,那么在夜间极易出现血压陡然升高的现象,从而诱发各种突发性心脑血管疾病。因此,在夏季一定要做到防暑降温工作,保证舒心入睡。

常测血压:随着夏季的到来,常测血压是十分必要的,可以根据测量结果来适时调整降压药的品种和剂量;一旦出现血压升高或者高低不稳的状态,就要引起重视,及时去医院就诊。

空调温度不宜过低:夏天的空调冷气也会使得皮肤由于遭受到突然的刺激,一时间难以适应,而导致血压上升。因此,建议在夏季尽量不要把空调的温度调得过低,控制在26℃左右;在大汗淋漓的情况下,切莫对着空调吹冷风,否则容易引发感冒和肺部感染,并导致人体血管调节功能的紊乱。

运动养生指导

鼓励高血压患者进行适量运动:这对增强血管壁的弹性、维持大小血管的正常收缩功能以及改善小血管痉挛都有很好的帮助。

宜选在清晨或傍晚天气凉爽之时进行合适的项目锻炼:如太极拳、太极剑、保健功、广播操、慢跑、散步等。运动量要适度,不要过度疲劳。

当天气太过闷热以致无法忍受的时候,最好不要运动:以免由于出汗过多造成体内钾的大量流失,而诱发心脑血管供血不足。

随身携带药物：运动时把药带在身上，以防突发状况，尤其是患有心脏疾病的高血压患者及老年患者。

运动强度要缓和：以运动时及运动后自我感觉良好，不会出现心慌、气喘、头晕等现象为宜。

情志养生指导

（1）神清气和，快乐欢畅。

（2）胸怀宽阔，使心神得养。

秋季养生指导

秋季气候干燥，且早、晚温差大，易出现血压的波动。养生原则以润燥益肺，兼调心脾为主。

饮食养生指导

滋阴润燥：如梨、甘蔗、柚子、枇杷、山药、藕、沙参、百合、银耳、麦门冬等。

多酸：如苹果、橘子、山楂、猕猴桃等，可起到生津止渴的作用。

减辛辣忌寒凉：少食葱、姜、辣椒、胡椒、瓜类水果。

进补切忌盲目：高血压患者秋季进补应以平补清补为主，在保证各种维生素和矿物质摄入的同时，又能起到降低血压、平衡身心的作用。可以选择银耳、芹菜、山药、莲子、燕麦、百合等秋季滋补佳品来调补,有助于提高机体的新陈代谢,从而增强体质。

忌过量进食:秋季气候宜人,人的胃口会特别好,难免发生多饮多食的现象,因此,在秋季饮食中,特别要注意量的把握以及荤素的搭配。吃适量主食的同时,配合一定量的新鲜蔬菜和水果等;切不可放开肚皮大吃大喝,这样不但会影响体型,还会加重肠胃以及肾脏的负担,从而诱发高血压的发生或恶化。

忌高脂肪饮食:在秋季,应该选择利于胃肠道消化的食物。可以适当选择高蛋白、低脂肪的鱼虾类、禽蛋类和大豆类制品等,而不应选择油炸食品、奶油蛋糕、快餐等多油、高脂肪的食物,以免造成血糖和血脂升高。

多饮水:可以提高机体的新陈代谢水平,每天至少饮600毫升水。

起居养生指导

按时服药:将血压维持在正常范围内并且长期保持稳定。

早卧早起:早睡早起,以应秋候。保证充足睡眠,尽量不要熬夜,注意劳逸结合。

预防习惯性便秘:老年人由于活动量小,胃肠蠕动功能自然就差了许多,因此习惯性便秘在老年人身上经常发生;且秋季气候干燥,肠道内水分减少,更加重便秘。若要缓解便秘,必须保持合理膳食,坚持运动锻炼,多喝水,多吃能促进肠胃蠕动的食物,切忌借助开塞露等强行加压排便,以免发生不良后果。

预防脑卒中:秋季是脑卒中的高发季节,由于天气转凉,人体往往需要进食大量的碳水化合物和脂肪以维持人的正常身体热量。天气转凉,为了保持体温,人体的交感神经就会处于异常活跃的状态而诱发血压的升高,甚至导致脑卒中的发生;当气温下降时,机体为了保持体温的恒定,尽量保持热量不流失,毛细血管往往会自动收缩,从而使外周血管阻力加大,极易引发高血压、脑卒中等疾病。因此,在秋季,高血压患者必须防患于未然,随时警惕脑卒中的发生。一旦出现眼歪口斜、四肢发麻、头晕目眩等症状,应及早就医,及时测量血压、血糖、血脂,以免因忽视前期征兆而突发脑卒中、中风、动脉硬化等病症。

运动养生指导

增加户外运动:秋季秋高气爽,空气宜人,非常适合进行户外运动。因此,高血压患者可以选择和亲朋好友一起出行旅游,欣赏宜人的风景,对身体的恢复和血压的降低都会起到很好的辅助作用。

选择适合自己的运动:高血压患者可以根据个人的年龄特点以及身体状况,选择适合自己的运动方式,如中青年患者可选择跑步、打球、爬山、游泳等,老年患者可选择散步、慢跑、太极拳、健身操等。

⊙ 情志养生指导

忌情绪过于激动：很多人有悲秋的情绪，在秋季，高血压患者尤其要注意控制自己的情绪，尽量不要大喜大悲，因为情绪的大起大落很容易引起血管收缩，心跳加快，从而使得去甲肾上腺素分泌增多，交感神经亢奋而引发血压升高，进而诱发心脑血管疾病。

保持心态平和：保持乐观、豁达的人生态度，让"多事之秋"变得"不多事"。

冬季养生指导

随着寒冷冬季的到来，人体的血压也会随之出现波动，血压值往往高于夏秋季节。由于冬季寒冷空气强烈刺激皮肤，导致皮肤毛孔收缩，人体毛细血管收缩，加大了血流阻力，血液容易凝结，最易诱发心脑血管疾病。所以，在冬天，高血压患者一定要注意保暖，避免感染风寒，从而诱发血压升高。养生原则以健脾补肾，蛰藏精气为主。

⊙ 饮食养生指导

不宜多进食肉类：肉类中包括猪肉、牛肉及羊肉等，含有较高的胆固醇及饱和脂肪酸，而应该多吃一些鱼肉，鱼类所含的蛋白是优质蛋白质，对于高血压患者营养的补充以及身体的恢复都大有益处。因此，冬季常吃鱼类，尤其是深海鱼类,对降低血压,减少冠心病、脑血管病的发生有明显帮助。

冬季高血压患者需慎进补:冬季虽是进补的最佳时机,但由于高血压患者的病因不同,体质不同,滋补方式也不同。有些高血压患者因不了解病情,随意买些鹿茸、人参等具有湿热、生散特性的补气壮阳药来滋补,不仅对降压没有任何帮助,反而会加重病情。

戒掉烟酒:对于高血压患者来说,要杜绝喝酒和抽烟,以免加重病情。

⊘ 起居养生指导

防寒保暖是关键:冬季室温在20℃左右是最理想的,注意脚底的保暖,防止病毒从脚底入侵;外出时也要注意做好防寒措施。

避免用冷水洗脸:在寒冷的季节,如果用冷水洗脸,则脸部皮肤和手都会由于接触到冷的刺激,导致血压急速上升,诱发高血压的风险加大。因此,对于高血压患者,在冬季尽量不要用冷水洗脸。

定期监测血压:在寒冷的冬季一定要定期监测血压,老年高血压患者最好每天测量血压一次,做好记录,以便医生有参考标准来调整药物。

早卧晚起:早睡晚起,以待阳光。

⊘ 运动养生指导

以室内锻炼为主:冬季气候寒冷,很多户外活动无法进行,尤其是在清晨或者夜晚,室外气温更低。因此,冬季运动以室内锻炼为主,室外锻炼要注意避开清晨和夜晚两个寒冷时段,最好在有太阳出来的时候开始,运动时要特别注意保暖,预防感冒。可选择一些有氧运动,如散步、慢跑、做操、打拳、养花种草等。

保证运动量:每天坚持运动 30 分钟以上,以达到健身强体的作用。

💭 情志养生指导

学会控制情绪:高血压患者最忌讳大喜大悲,情绪的跌宕起伏极易诱发血压升高,甚或发生脑卒中现象。因此,切忌狂喜暴怒,忧郁悲伤或恐惧受惊,保持豁达、乐观的心态。

保持精神情绪的宁静:避免烦扰妄动,使体内阳气得以潜藏。

第五章
高血压常见合并症
中医养生指导

高血压合并高脂血症

➲ 膳食指导

控制每天总热量：适量控制米饭、馒头等碳水化合物的摄入量，并要少吃甜食，过量进食糖类会在体内转变为更多的甘油三酯，使病情恶化。

控制脂肪的摄入量：避免吃肥肉、奶油、油腻的汤等，鸡、鸭等宜去皮食用。减少动物性脂肪的摄入量，因动物性脂肪含有过多的饱和脂肪酸，长期摄入会使甘油三酯增高，加速血液凝固，促进血栓形成；增加不饱和脂肪酸的摄入量，能减少血小板凝聚，降低血液黏稠度，可通过鱼类和豆类食物摄取不饱和脂肪酸。

限制胆固醇的摄入：过量摄入胆固醇会导致动脉粥样硬化和冠心病的发生。膳食中的胆固醇每天应不超过300毫克，富含胆固醇的食物有动物内脏、蛋黄、鱼子、鱿鱼等。

供给充足的蛋白质：每天蛋白质的摄入量为每千克体重 1 克蛋白质，其中植物蛋白占 50%。蛋白质含量丰富的食物有牛奶、鸡蛋、瘦肉类、禽类(去皮)、鱼、虾及豆制品等，每周最好吃 2~3 次鱼类。

多吃富含膳食纤维的食物：这些物质能降低血液中甘油三酯的含量，促进胆固醇的排泄，如新鲜蔬菜、水果、豆类、谷类等。建议每天摄入 400~500 克的新鲜蔬菜或 40~50 克的粗粮。

低盐饮食：高血压合并高脂血症患者建议每天的食盐量控制在 3 克以下。

不要暴饮暴食：每餐以七分饱为宜，一日饮食遵循"早餐吃好、午餐丰富、晚餐清淡"的原则。

戒烟限酒：长期吸烟可干扰血脂代谢，加重动脉粥样硬化发生；过量饮酒会抑制脂蛋白酶，促使内源性胆固醇和甘油三酯的合成，导致血脂升高。

起居、运动及情志指导

(1)生活要有规律：做到不熬夜，不过度劳累。

(2)控制体重：肥胖会影响血压和血脂，肥胖的患者要在保持自身安全的情况下把体重控制在合理的范围内。

(3)定期测量血压，定期监测血脂。

(4)合理选择降压药：有些降压药会造成脂代谢紊乱，应选择对脂代谢没有影响的降压药，或在专业医生的指导下服用降压药，不可自行随意用药。

（5）适当参加体育运动和文娱活动：运动不但有利于降低血压，还有利于降低血脂，患者应根据自身情况选择合适自己的运动方式，如散步、打太极拳、做保健操等不太剧烈的运动。

（6）保持良好的心态，避免精神紧张：尽量避免大怒、大喜、大悲、焦虑等情绪，以防血压升高。

经典药膳

菠菜芹菜粥

[材料] 粳米 100 克，芹菜 250 克，菠菜 250 克。

[制作] 将菠菜、芹菜洗净，切成 2 厘米长的段。粳米淘洗干净，加入 800 毫升清水，用大火煮沸，再改用小火煮 30 分钟，加入芹菜段、菠菜段，烧沸后，打开盖煮 10 分钟即可。

[功效] 健脾养胃，平肝降压。

海带冬瓜汤

[材料] 水发海带 200 克，冬瓜 200 克，植物油、盐、姜片、料酒各适量。

[制作] 将泡发好的海带洗净，焯熟，切条；冬瓜去皮、瓤，洗净，切片。锅里放油烧热，放入冬瓜片煸一下，放适量清水、海带条、姜片、料酒，大火煮开，中火煮至冬瓜熟，放盐调味即可。

[功效] 祛湿利尿，理气降压。

丝瓜炖豆腐

[材料] 北豆腐 250 克，丝瓜 100 克，香油、酱油、盐、葱

花各适量。

[制作] 将北豆腐洗净,切成小块,用开水焯一下,冷水浸凉捞出,沥去水分;丝瓜去皮,洗净,切滚刀块。锅中加油烧至六七成热时,下丝瓜块煸炒至发软,加清水、酱油、盐、葱花,烧滚一会儿,放入豆腐块,改小火炖 10 分钟,见豆腐鼓起,汤剩一半时,转大火收汁后关火,淋入香油即可。

[功效] 清热化痰,祛湿降压。

赤小豆炖鲤鱼

[材料] 赤小豆 50 克,鲤鱼 1 条,大枣 2 枚,盐、生姜、料酒各适量。

[制作] 赤小豆、大枣洗净,赤小豆用浸泡 10 小时左右;鲤鱼去内脏,洗净。锅内加入清水,烧开后放入所有材料,小火煲 30 分钟左右即可。

[功效] 清热祛湿,利尿,补血养颜。

特效穴位保健

带脉

[定位] 在第 11 肋骨游离端直下,与肚脐水平处。

[功效] 可消除腰腹部脂肪,特别适合于去除腰腹部的肥胖,从而消除可能导致高脂血症的诱因。

滑肉门

[定位] 肚脐上 1 指宽,再往两旁约 3 横指宽处。

[功效] 经常按摩此穴可消除肚脐周围脂肪,预防肥胖,从而抑制高脂血症的发生。

天枢

[**定位**] 肚脐两侧约 3 横指宽处。

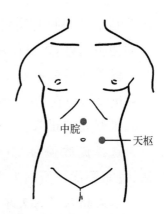

[**功效**] 经常按摩可促进小肠蠕动,促进排便,增加脂肪代谢,对治疗腹部或全身肥胖、高脂血症有很好的功效。

中脘

[**定位**] 胸骨下端和肚脐连线中点处。

[**功效**] 经常按摩中脘穴可改善肠道蠕动,改善便秘,促进体内废物排泄,降低体内的血脂水平。

高血压合并糖尿病

膳食指导

控制热量的摄取:凡是热量高的食物都会影响血糖,其中以含糖类食物如主食类、水果类、奶类及甜食对血糖影响最大,应注意尽量少吃或不吃。科学计算每天应摄取的热量,严格按照标准执行。

不吃糖果:忌食蔗糖、葡萄糖以及其他糖制品。食用淀粉含量高的蔬菜时,如土豆、红薯、山药等,要相应减少主食的量。

控制脂肪的摄入量:脂肪含量过高将导致肥胖,注意在控制主食的同时还要严格控制脂肪的摄入量,除限制摄入动物脂肪外,每日使用的烹调油要控制在 20 毫升以下。

提供适量的碳水化合物:主食应占总热量的 60% 左右,每日进食量可在 250～300 克,肥胖者控制在 150～200 克。

限制盐的摄入:每天食盐的摄入量不应超过 3 克。

选择优质蛋白质:蛋白质的来源应以牛奶、瘦肉、蛋清、豆腐等优质蛋白为主。

水果摄入量每天不超过 150 克:尽量选择含糖量低的水果,如草莓、柚子、桃、梨等。通常在两餐之间或睡前 1 小时前食用,正餐前后不宜吃水果。

多吃富含膳食纤维的食物:如粗粮、芹菜、韭菜、海带、紫菜等,每天蔬菜的摄入量应不少于 500 克。膳食纤维能吸附肠道内的胆固醇,有助于降低血糖和胆固醇水平。

控制食物碾磨的精细程度:以面包为例,精白面包的血糖生成指数为 87.9,但掺入 75%～80% 大麦粒的面包血糖生成指数为 34。所以,提倡用粗制粉或带碎谷粒制成的面包代替精白面包。

起居、运动及情志指导

每周监测血压和血糖:自己以及家人都应该熟练掌握血压和血糖的监测方法,密切观察病情,以便及时治疗。

定期体检:定期做尿常规、血脂四项、糖化血红蛋白、眼底及其他相关常规检查。

吸烟者应严格戒烟:吸烟会刺激心脏,使心跳加快,血管收缩,导致血压升高。

保证充足的睡眠:注意劳逸结合,不要从事重体力劳动。

增加体育锻炼的时间:每天至少活动 30～40 分钟,尽量选择饭后半小时至 1 小时后为宜,可采取散步、慢跑、练体操、球类运动等形式。进行户外运动时,要注意天气变化,最好随身携带衣物,及时增减以免受凉。

保持精神愉快:避免情绪激动,增强治疗疾病的信心。

经典药膳

下面推荐几款适合高血压合并糖尿病患者服用的经典药膳:

双耳烩苦瓜

[材料] 水发黑木耳、水发银耳各 10 克,苦瓜 100 克,葱花、花椒粉、干红辣椒段、盐、鸡精、植物油各适量。

[制作] 银耳、黑木耳择洗干净,切成小朵,入沸水中焯透,捞出;苦瓜洗净,去蒂、瓤,切条;将黑木耳、银耳、苦瓜条加盐、鸡精搅拌均匀。锅内倒植物油烧至七成热,放入葱花、花椒粉、干红辣椒段炒香,关火,淋在木耳、银耳和苦瓜条上拌匀即可。

[功效] 苦瓜是糖尿病患者的理想食品,尤其是新鲜的苦瓜汁液,含有苦瓜苷和类似胰岛素的物质,具有较好的降血糖功效。

火腿冬瓜

[材料] 火腿 20 克,冬瓜 200 克,葱花、姜末、植物油、

盐、味精、高汤各适量。

[制作] 将火腿蒸熟，切片；冬瓜洗净，去皮，切片。锅中倒入植物油烧热，爆香葱花、姜末，加入高汤，再入火腿片、冬瓜片、盐、味精，一同烧熟即可。

[功效] 消肿利湿，且脂肪含量很低，尤其适合肥胖的糖尿病患者食用。

燕麦粥

[材料] 米粉150克，燕麦片100克，豆浆250毫升，白糖30克。

[制作] 燕麦片洗净，入沸水锅中煮至开花；豆浆和米粉慢慢搅匀，调成米糊。将米糊缓缓倒入煮熟的燕麦片锅里，用勺不停搅拌至沸，转用小火煮10分钟，熄火，加入白糖调味即可。

[功效] 大豆和燕麦都含有丰富的不饱和脂肪酸，对控制和降低血糖有很大帮助。

特效穴位保健

胰俞

[定位] 在背部，当第8胸椎棘突下，左右旁开2横指宽处。

[功效] 此穴具有增强胰腺功能的作用，经常按摩可促进胰腺分泌胰岛素。

脾俞

[定位] 第11胸椎棘突下，左右旁开2横指宽处。

[**功效**]经常按揉可增强脾脏的功能,促进消化吸收,减少血液中血糖的数值。

胃俞

[**定位**]第12胸椎棘突下,左右旁开2横指宽处。

[**功效**]经常按摩此穴可增强胃脏功能,促进食物的消化与排泄。

中脘

[**定位**]胸骨下端和肚脐连线中点处。

[**功效**]经常按摩中脘穴可促进三焦的气血交换,促进机体消耗能量,并帮助消耗体内多余的血糖,具有明显的降血糖作用。

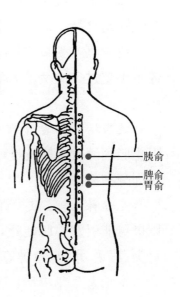

胰俞
脾俞
胃俞

高血压合并冠心病

膳食指导

控制胆固醇的摄入:每天胆固醇的摄入量应少于300毫克。动物内脏如心、肝、肾等含胆固醇较高,要少吃或不吃;一个鸡蛋中胆固醇含量大约为300毫克,一天只能吃半个鸡蛋或两天吃一个鸡蛋。

限制脂肪的摄入:每日膳食能量的来源中脂肪应低于

25%。调用的植物油应不超过 25 克,烹调尽量采用蒸、煮、凉拌等方式,不用烟熏、油炸等。

限制盐的摄入:每天的食盐摄入量应在 4 克以下,不要吃腌制食品。

适量摄入蛋白质:每天食物中蛋白质的含量以每千克体重不超过 1 克为宜,若摄入过多,对冠心病的病情控制不利。

适当增加膳食纤维的摄入:膳食纤维能吸附胆固醇,阻止胆固醇被人体吸收,并能促进胆酸从粪便中排出,减少胆固醇在体内生成。

充分补充钾:缺少钾会让心肌抵抗力变弱,一旦缺氧,则极可能引发心肌梗死,所以,应适当多吃含钾的食物,如豆类、蔬菜、水果、鱼类等。

多吃大豆卵磷脂:卵磷脂可分解脂肪和不良胆固醇,可预防血栓引起的中风。

多吃新鲜蔬菜:每天吃不少于 500 克的蔬菜,并以红、黄、绿色的蔬菜为主,不仅可以摄入丰富的维生素、矿物质及膳食纤维,也有利于调节体液的酸碱平衡。

⟳ 起居、运动及情志指导

严格监测血压、心率变化:一旦出现问题应及时就医。

早睡早起,避免熬夜:每天最好午睡半个小时。

适当进行锻炼:不要勉强自己从事高强度的活动,以免发生危险。可根据自身条件、兴趣爱好选择适当的项目进行锻炼,如打太极拳、打乒乓球、做健身操等。但要量力而行,不要过度锻炼。外出锻炼、旅游、公务活动时应随身携带药物,以备不时之需。

劳逸结合:避免重体力劳动及突然用力。

避免情绪激动和过分紧张:保持情绪稳定,避免暴怒、惊恐、过悲、过喜,少看惊险或刺激的影视剧。

经典药膳

芦笋扒香菇

[材料]芦笋、香菇各200克,鸡精、植物油、料酒、老抽、水淀粉、蚝油、香油、高汤各适量。

[制作]将鲜香菇去蒂、洗净,芦笋去根、老皮后洗净,分别在开水中焯一下,捞出沥水。锅内倒油烧热,放入芦笋清炒至熟,装盘备用;锅内留底油烧热,放入香菇翻炒,再加高汤、料酒、蚝油、鸡精、老抽煮沸,用水淀粉勾芡后淋入香油,浇在芦笋上即可。

[功效]芦笋中含有的天门冬酰胺及皂苷物质,对高血压、高血脂以及由此病引起的心脑血管疾病有很好的食疗效果,与具有降血脂作用的香菇同食,可降低冠心病的发病风险。

菊花山楂粥

[材料]干菊花、山楂片各9～12克,粳米50克。

[制作]干菊花、山楂片研末。粳米洗净,加水500毫升,煮至米开而汤未稠时,加入菊花、山楂末,改小火煮至粥

稠火停,加盖闷 5 分钟,待稍温服食。

[功效] 平肝理气,降脂降压。

番茄圆白菜汤

[材料] 圆白菜 100 克,番茄 50 克,葱、盐、香油各适量。

[制作] 圆白菜洗净,切成菱形片;番茄洗净,切片;葱洗净,切碎。汤锅中放适量水,烧开后放入圆白菜片和番茄片,煮熟后加葱花、盐调味,出锅时淋上香油即可。

[功效] 此款汤清淡可口,且低脂、低胆固醇,适合高血压、冠心病患者服用。

⟩ 特效穴位保健

心俞

[定位] 肩胛骨内侧,第 5 胸椎旁开 2 横指处。

[功效] 经常按摩此穴可明显改善胸痛心悸、气短乏力、阵发性呼吸困难等冠心病引起的不适症状。

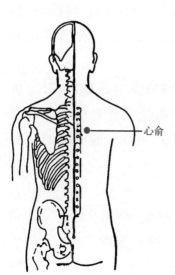
心俞

足底心反射区

[定位] 左脚的小趾和无名趾下 1 寸处,靠近涌泉穴。

[功效] 刺激心反射区有宁志安神、益阴清心的功效,还能增强心脏功能,防止心脏疾病的发生。

高血压合并痛风

膳食指导

限制含嘌呤食物的摄入：嘌呤在人体内会被氧化成尿酸，尿酸过高容易引起痛风。因此，痛风患者应少吃或不吃含嘌呤较高的食物，如动物肝脏、肾脏、胰脏、沙丁鱼、凤尾鱼、小虾、海鲜、豆制品等；肉汤、鸡汤、鱼汤、火锅汤底等荤汤类中的嘌呤含量较高，痛风患者也应少喝。

限制总热量的摄入：控制每天总热量的摄入，少吃碳水化合物，少吃蔗糖、蜂蜜等果糖含量高的食物，以免加速生成尿酸。

限制脂肪的摄入：过多的脂肪会影响尿酸的排泄。

多吃碱性食品：碱性物质可促进尿酸排泄，保护肾脏，如蔬菜、水果、发面食品等，可以降低尿液的酸度。

多饮水，保持尿量充沛：多饮水可稀释尿液，使尿酸水平下降，日排尿量最好达到 2 000 毫升以上。但肾功能不全者应遵医嘱控制每日饮水量。

适量摄入蛋白质：少吃含脂肪高的猪肉、禽肉、鱼类食物，适当多吃含嘌呤少的牛奶、奶酪、脱脂奶粉和蛋类。

限制盐的摄入：每天食盐的摄入量应控制在 5 克以下。

戒酒：饮酒是痛风发作的主要原因，有些酒类本身就含有大量嘌呤，如啤酒。不仅如此，酒精还会引起体内乳酸累积，抑制肾小管对尿酸的排泄，从而诱发痛风。

少吃刺激性食物：浓茶等刺激性饮料，以及辣椒、胡椒、花椒、芥末等刺激性调料都易诱发痛风，应尽量少吃。

起居、运动及情志指导

选用适合的降压药：由于高血压和痛风都会对肾脏造成损害，因此选用降压药时，应选择对肾脏有保护作用的药物。

养成规律的生活习惯：注意休息，保证充足的睡眠。

睡前及半夜喝一些水：以防止尿液过分浓缩，尿液浓缩会使尿酸更加容易析出，造成痛风。

不要受寒：受寒会使肾血管收缩，引起尿酸排泄减少，同时在寒冷的季节里要注意保暖。

控制运动强度：不要进行较高强度的运动项目，不要长途跋涉，宜选择运动强度较小的有氧运动项目，如散步、游泳、打太极拳、骑自行车等。

肥胖者要积极减肥：使体重保持在合理的水平，这不仅有利于控制血压，还能预防痛风的发生。

避免精神过度紧张：紧张、焦虑、惊恐、恼怒等不良情绪会使内分泌紊乱，诱发痛风，使血压升高。要保持乐观向上的生活态度，增强战胜疾病的信心。

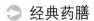 经典药膳

清炒莴笋

[材料] 莴笋 300 克,葱、盐、植物油各适量。

[制作] 莴笋去叶子、皮,切去根部,斜切成薄片,放入开水中焯一下,捞出沥水;葱洗净,切末。炒锅烧热,倒入植物油,烧至七成热时放入葱末爆出香味,倒入莴笋片,翻炒均匀,放入盐调味。

[功效] 莴笋有利于排尿,对高血压病患者有利,另外莴笋含嘌呤成分较低,也是痛风患者的食疗佳品。

冬瓜笋干汤

[材料] 冬瓜 500 克,笋干 30 克,姜、盐、味精、植物油各适量。

[制作] 冬瓜削皮,洗净,切成小块;笋干水发,切丝。锅中倒入植物油,用武火稍微加热后加入冬瓜、笋干,煸炒2～3 分钟,再加入凉水 500 毫升,用武火烧开后再用文火继续烧 10 分钟,加入适量姜、盐、味精调味即可。

[功效] 利湿消肿,促排尿酸,且冬瓜嘌呤含量较低,适合高血压、痛风患者食用。

加味萝卜汤

[材料] 萝卜 250 克,柏子仁 30 克。

[制作] 萝卜切丝,用植物油煸炒后,加入柏子仁和清水 500 毫升,同煮至熟,加盐调味即可。

[功效] 养心安神,利尿渗湿,常服可预防痛风急性发作。

芹菜粥

[**材料**] 粳米 50 克,芹菜末适量。

[**制作**] 粳米洗净,与芹菜一同煮粥。

[**功效**] 清热,利尿,通便。

特效穴位保健

昆仑

[**定位**] 外踝尖与跟腱之间的凹陷处。

膻中

[**定位**] 体前正中线上,平第 4 肋间,两乳头连线之中点。

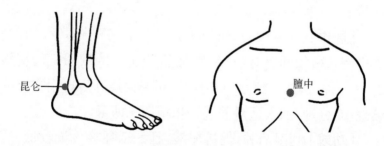

内关

[**定位**] 前臂掌侧,腕横纹肌上 2 寸,掌长肌腱与桡侧腕屈肌腱之间。

太冲

[**定位**] 足背侧,第 1、2 跖骨结合部之前凹陷处。

[**按摩顺序**] 先按摩昆仑穴,然后按膻中穴,再按内关穴,最后按一下太冲穴。每个穴位按摩 2 分钟,每天 2~3

次,饭后半小时为宜。

　　[**功效**]增强脏腑功能,促进体内尿酸的排出。

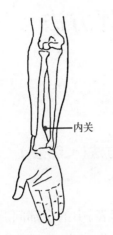

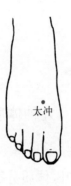

内关

太冲

附一

体质测评方法

九种体质测评方法(<65岁)

➤ 判定方法

回答《中医体质分类与判定表》中的全部问题,每一问题按5级评分,计算原始分及转化分,依标准判定体质类型:

$$原始分=各个条目的分会相加$$

$$转化分数=[(原始分-条目数)/(条目数×4)]×100$$

➤ 判定标准

平和质为正常体质,其他8种体质为偏颇体质,判定标准见下表。

体质类型	条　　件	判定结果
平和质	● 转化分≥60分 ● 其他8种体质转化分均<30分	是
	● 转化分≥60分 ● 其他8种体质转化分均<40分	基本是
	不满足上述条件者	否

体质类型	条　　　件	判定结果
偏颇体质	转化分≥40 分	是
	转化分 30～39 分	倾向是
	转化分＜30 分	否

示例 1

某人各体质类型转化分为：平和质 75 分,气虚质 56 分,阳虚质 27 分,阴虚质 25 分,痰湿质 12 分,湿热质 15 分,血瘀质 20 分,气郁质 18 分,特禀质 10 分。

根据判定标准,虽然平和质转化分≥60 分,但其他 8 种体质转化分并未全部＜40 分,其中气虚质转化分≥40 分,故此人不能判定为平和质,应判定为是气虚质。

示例 2

某人各体质类型转化分为：平和质 75 分,气虚质 16 分,阳虚质 27 分,阴虚质 25 分,痰湿质 32 分,湿热质 25 分,血瘀质 10 分,气郁质 18 分,特禀质 10 分。

根据判定标准,平质转化分≥60 分,同时,痰湿质转化分在 30～39 之间,可判定为痰湿质倾向,故此人最终体质判定结果基本是平和质,有痰湿质倾向。

> ## 中医体质分类与判定表（＜65岁）

平和质（A型）

	没有 （根本不）	很少 （有一点）	有时 （有些）	经常 （相当）	总是 （非常）
（1）您精力充沛吗？	1	2	3	4	5
（2）您容易疲乏吗？*	1	2	3	4	5
（3）您说话声音低弱无力吗？*					
	1	2	3	4	5
（4）您感到闷闷不乐、情绪低沉吗？*					
	1	2	3	4	5
（5）您比一般人耐受不了寒冷（冬天的寒冷,夏天的冷空调、电扇）吗？*					
	1	2	3	4	5
（6）您能适应外界自然和社会环境的变化吗？					
	1	2	3	4	5
（7）您容易失眠吗？*	1	2	3	4	5
（8）您容易忘事（健忘）吗？*	1	2	3	4	5

注：标有 * 的条目需先逆向计分，即：1→5,2→4,3→3,4→2,5→1,再用公式转化分。

判断结果：□是　□倾向是　□否

气虚质（B型）

	没有 （根本不）	很少 （有一点）	有时 （有些）	经常 （相当）	总是 （非常）
（1）您容易疲乏吗？	1	2	3	4	5
（2）您容易气短（呼吸短促,接不上气）吗？					
	1	2	3	4	5

续 表

	没有 (根本不)	很少 (有一点)	有时 (有些)	经常 (相当)	总是 (非常)
(3) 您容易心慌吗?	1	2	3	4	5
(4) 您容易头晕或站起时晕眩吗?		2	3	4	5
(5) 您比别人容易患感冒吗? 1		2	3	4	5
(6) 您喜欢安静、懒得说话吗?		2	3	4	5
(7) 您说话声音低弱无力吗? 1		2	3	4	5
(8) 您活动量稍大就容易出虚汗吗?	1	2	3	4	5

判断结果:□是 □倾向是 □否

阳虚质(C型)

	没有 (根本不)	很少 (有一点)	有时 (有些)	经常 (相当)	总是 (非常)
(1) 您手脚发凉吗?	1	2	3	4	5
(2) 您胃脘部、背部或腰膝部怕冷吗?	1	2	3	4	5
(3) 您感到怕冷、衣服比别人穿得多吗?	1	2	3	4	5
(4) 您比一般人耐受不了寒冷(冬天的寒冷,夏天的冷空调、电扇等)吗?	1	2	3	4	5

续　表

	没有 (根本不)	很少 (有一点)	有时 (有些)	经常 (相当)	总是 (非常)
(5) 您比别人容易患感冒吗?	1	2	3	4	5
(6) 您吃(喝)凉的东西会感到不舒服或者怕吃(喝)凉东西吗?	1	2	3	4	5
(7) 您受凉或吃(喝)凉的东西后,容易腹泻(拉肚子)吗?	1	2	3	4	5

判断结果:□是　□倾向是　□否

阴虚质(D 型)

	没有 (根本不)	很少 (有一点)	有时 (有些)	经常 (相当)	总是 (非常)
(1) 您感到手脚心发热吗? 1		2	3	4	5
(2) 您感觉身体、脸上发热吗?	1	2	3	4	5
(3) 您皮肤或口唇干吗? 1		2	3	4	5
(4) 您口唇的颜色比一般人红吗?	1	2	3	4	5
(5) 您容易便秘或大便干燥吗?	1	2	3	4	5
(6) 您面部两颧潮红或偏红吗?	1	2	3	4	5

续　表

	没有 (根本不)	很少 (有一点)	有时 (有些)	经常 (相当)	总是 (非常)
(7) 您感到眼睛干涩吗?	1	2	3	4	5
(8) 您感到口干咽燥、总想喝水吗?					
	1	2	3	4	5

判断结果:□是　□倾向是　□否

痰湿质(E 型)

	没有 (根本不)	很少 (有一点)	有时 (有些)	经常 (相当)	总是 (非常)
(1) 您感到胸闷或腹部胀满吗?					
	1	2	3	4	5
(2) 您感到身体沉重不轻松或不爽快吗?					
	1	2	3	4	5
(3) 您腹部肥满松软吗?	1	2	3	4	5
(4) 您有额部油脂分泌多的现象吗?					
	1	2	3	4	5
(5) 您上眼睑比别人肿(上眼睑有轻微隆起的现象)吗?					
	1	2	3	4	5
(6) 您嘴里有黏黏的感觉吗?					
	1	2	3	4	5
(7) 您平时痰多,特别是咽喉部总感到有痰堵着吗?					
	1	2	3	4	5

	没有 (根本不)	很少 (有一点)	有时 (有些)	经常 (相当)	总是 (非常)
(8) 您舌苔厚腻或有舌苔厚厚的感觉吗？					
	1	2	3	4	5

判断结果：□是　　□倾向是　　□否

湿热质(F 型)

	没有 (根本不)	很少 (有一点)	有时 (有些)	经常 (相当)	总是 (非常)
(1) 您面部或鼻部有油腻感或者油亮发光吗？					
	1	2	3	4	5
(2) 您容易生痤疮或疮疖吗？ 1		2	3	4	5
(3) 您感到口苦或嘴里有异味吗？					
	1	2	3	4	5
(4) 您大便黏滞不爽、有解不尽的感觉吗？					
	1	2	3	4	5
(5) 您小便时尿道有发热感、尿色浓(深)吗？					
	1	2	3	4	5
(6) 您带下色黄(白带颜色发黄)吗？（限女性回答）					
	1	2	3	4	5
(7) 您的阴囊部位潮湿吗？（限男性回答）					
	1	2	3	4	5

判断结果：□是　　□倾向是　　□否

血瘀质（G 型）

	没有 （根本不）	很少 （有一点）	有时 （有些）	经常 （相当）	总是 （非常）
(1) 您的皮肤在不知不觉中会出现青紫瘀斑（皮下出血）吗？					
	1	2	3	4	5
(2) 您两颧部有细微红丝吗？					
	1	2	3	4	5
(3) 您身体上有哪里疼痛吗？					
	1	2	3	4	5
(4) 您面色晦黯或容易出现褐斑吗？					
	1	2	3	4	5
(5) 您容易有黑眼圈吗？	1	2	3	4	5
(6) 您容易忘事（健忘）吗？	1	2	3	4	5
(7) 您口唇颜色偏黯吗？	1	2	3	4	5

判断结果：□是　□倾向是　□否

气郁质（H 型）

	没有 （根本不）	很少 （有一点）	有时 （有些）	经常 （相当）	总是 （非常）
(1) 您感到闷闷不乐、情绪低弱吗？					
	1	2	3	4	5
(2) 您容易精神紧张、焦虑不安吗？					
	1	2	3	4	5

	没有 (根本不)	很少 (有一点)	有时 (有些)	经常 (相当)	总是 (非常)
(3) 您多愁善感、感情脆弱吗?					
	1	2	3	4	5
(4) 您容易感到害怕或受到惊吓吗?					
	1	2	3	4	5
(5) 您胁肋部或乳房胀痛吗?					
	1	2	3	4	5
(6) 您无缘无故叹气吗?	1	2	3	4	5
(7) 您咽喉部有异物感,且吐之不出、咽之不下吗?					
	1	2	3	4	5

判断结果：□是　□倾向是　□否

特禀质(Ⅰ型)

	没有 (根本不)	很少 (有一点)	有时 (有些)	经常 (相当)	总是 (非常)
(1) 您没有感冒时也会打喷嚏吗?					
	1	2	3	4	5
(2) 您没有感冒时也会鼻塞、流鼻涕吗?					
	1	2	3	4	5
(3) 您有因季节变化、温度变化或异味等原因而咳喘的现象吗?					
	1	2	3	4	5

	没有 （根本不）	很少 （有一点）	有时 （有些）	经常 （相当）	总是 （非常）
(4) 您容易过敏（对药物、食物、气味、花粉或在季节交替、气候变化时）吗？					
	1	2	3	4	5
(5) 您的皮肤容易起荨麻疹（风团、风疹块、风疙瘩）吗？					
	1	2	3	4	5
(6) 您的皮肤因过敏出现过紫癜（紫红色瘀点、瘀斑）吗？					
	1	2	3	4	5
(7) 您的皮肤一抓就红，并出现抓痕吗？					
	1	2	3	4	5

判断结果：□是　□倾向是　□否

老年人体质测评方法（≥65岁）

➤ 老年人中医体质判定

国家中医药管理局制订了《老年版中医体质分类与判定》标准，根据《老年人中医药健康管理服务记录表》前33项问题采集信息，每一问题按5级评分，依据体质判定标准判定体质类型。

老年人中医药健康管理服务记录表

姓名 □□□-□□□□□

编号：

请根据近一年的体验和感觉，回答以下问题	没有（根本不/从来没有）	很少（有一点/偶尔）	有时（有些/少数时间）	经常（相当/多数时间）	总是（非常/每天）
（1）您精力充沛吗？（指精神头足，乐于做事）	1	2	3	4	5
（2）您容易疲乏吗？（指体力力较差，稍微活动一下或做家务劳动就感到累）	1	2	3	4	5
（3）您容易气短，呼吸短促，接不上气吗？	1	2	3	4	5
（4）您说话声音低弱无力吗？（指说话没有力气）	1	2	3	4	5
（5）您感到闷闷不乐，情绪低沉吗？（指心情不愉快，情绪低落）	1	2	3	4	5
（6）您容易精神紧张，焦虑不安吗？（指心事重心情紧张）	1	2	3	4	5
（7）您因为生活状态改变而感到孤独、失落吗？	1	2	3	4	5

续 表

请根据近一年的体验和感觉,回答以下问题	没有（根本不/从来没有）	很少（有一点/偶尔）	有时（有些/少数时间）	经常（相当/多数时间）	总是（非常/每天）
(8) 您易感到害怕或受到惊吓吗？	1	2	3	4	5
(9) 您感到身体超重不轻松吗？(感觉身体沉重)（BMI 指数＝体重(kg)/[身高(m)]²）	1 (BMI<24)	2 (24≤BMI<25)	3 (25≤BMI<26)	4 (26≤BMI<28)	5 (BMI≥28)
(10) 您眼睛干涩吗？	1	2	3	4	5
(11) 您手脚发凉吗？(不包含周围温度低或衣穿的少导致的手脚发冷)	1	2	3	4	5
(12) 您胃脘部、背部或腰部怕冷吗？(指上腹部、背部、腰部或膝部或膝关节等,有一处或多处怕冷)	1	2	3	4	5
(13) 您比一般人耐受不了寒冷吗？(指比别人容易害怕冬天或是夏天的冷空调,电扇等)	1	2	3	4	5

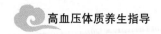
续　表

请根据近一年的体验和感觉，回答以下问题	没有（根本不/从来没有）	很少（有一点/偶尔）	有时（有些/少数时间）	经常（相当/多数时间）	总是（非常/每天）
（14）您容易患感冒吗？（指每年感冒的次数）	1 一年<2次	2 一年感冒2~4次	3 一年感冒5~6次	4 一年8次以上	5 几乎每月都感冒
（15）您没有感冒时也会鼻塞，流鼻涕吗？	1	2	3	4	5
（16）您有口黏口腻，或睡眠打鼾吗？	1	2	3	4	5
（17）您容易过敏（对药物、食物、气味、花粉或在季节交替、气候变化时）吗？	1 从来没有	2 一年1,2次	3 一年3,4次	4 一年5,6次	5 每次遇到上述原因都过敏
（18）您的皮肤容易起荨麻疹吗？（包括风团、风疹块、风疙瘩）	1	2	3	4	5
（19）您的皮肤在不知不觉中会出现青紫瘀斑、皮下出血吗？（指皮肤在没有外伤的情况下出现一块青紫一块瘀的情况）	1	2	3	4	5

续 表

请根据近一年的体验和感觉，回答以下问题	没有（根本不/从来没有）	很少（有一点/偶尔）	有时（有些/少数时间）	经常（相当/多数时间）	总是（非常/每天）
（20）您的皮肤一抓就红，并出现抓痕吗？（指被指甲或钝物划过后皮肤的反应）	1	2	3	4	5
（21）您皮肤或口唇干吗？	1	2	3	4	5
（22）您有肢体或固定部位疼痛的感觉吗？	1	2	3	4	5
（23）您面部或鼻部有油腻感或者油亮发光吗？（指脸上或鼻子）	1	2	3	4	5
（24）您面色或目眶晦黯，或出现褐色斑块/斑点吗？	1	2	3	4	5
（25）您有皮肤湿疹、疮疖吗？	1	2	3	4	5
（26）您感到口干咽燥、总想喝水吗？	1	2	3	4	5
（27）您感到口苦或嘴里有异味吗？（指口苦或口臭）	1	2	3	4	5

续 表

请根据近一年的体验和感觉,回答以下问题	没有(根本不/从来没有)	很少(有一点/偶尔)	有时(有些/少数时间)	经常(相当/多数时间)	总是(非常/每天)
(28) 您腹部肥大吗?(指腹部脂肪肥厚)	1(腹围<80 cm,相当于2.4尺)	2(腹围80~85 cm,2.4~2.55尺)	3(腹围86~90 cm,2.56~2.7尺)	4(腹围91~105 cm,2.71~3.15尺)	5(腹围>105 cm,3.15尺)
(29) 您吃(喝)凉的东西会感到不舒服或者怕吃(喝)凉的东西吗?(指不喜欢吃凉的食物,或吃了凉的食物后会不舒服)	1	2	3	4	5
(30) 您有大便黏滞不爽、解不尽的感觉吗?(大便容易黏在马桶上)	1	2	3	4	5
(31) 您容易大便干燥吗?	1	2	3	4	5
(32) 您舌苔厚腻或有舌苔厚的感觉吗?(如果自我感觉不清楚可由调查员观察后填写)	1	2	3	4	5

续 表

请根据近一年的体验和感觉，回答以下问题	没有（根本不/从来没有）	很少（有一点/偶尔）	有时（有些时间）	经常（相当/多数时间）	总是（非常/每天）
	1	2	3	4	5
(33) 您舌下静脉瘀紫或增粗吗？（可由调查员辅助观察后填写）					

体质类型	气虚质	阳虚质	阴虚质	痰湿质	湿热质	血瘀质	气郁质	特禀质	平和质
体质辨识	1. 得分 ___ 2. 是 ___ 3. 倾向是	1. 得分 ___ 2. 是 ___ 3. 倾向是	1. 得分 ___ 2. 是 ___ 3. 倾向是	1. 得分 ___ 2. 是 ___ 3. 倾向是	1. 得分 ___ 2. 是 ___ 3. 倾向是	1. 得分 ___ 2. 是 ___ 3. 倾向是	1. 得分 ___ 2. 是 ___ 3. 倾向是	1. 得分 ___ 2. 是 ___ 3. 倾向是	1. 得分 ___ 2. 是 ___ 3. 基本是

体质判定标准表

体质类型及对应条目	条　件	判定结果
气虚质(2)(3)(4)(14) 阳虚质(11)(12)(13)(29) 阴虚质(10)(21)(26)(31) 痰湿质(9)(16)(28)(32) 湿热质(23)(25)(27)(30) 血瘀质(19)(22)(24)(33) 气郁质(5)(6)(7)(8) 特禀质(15)(17)(18)(20)	各条目得分相加之和≥11分	是
	各条目得分相加之和为9~10分	倾向是
	各条目得分相加之和≤8分	否
平和质(1)(2)(4)(5)(13) (其中,(2)(4)(5)(13)反向 计分,即1→5,2→4,3→3, 4→2,5→1)	各条目得分相加之和≥17分,同时其他8种体质得分均≤8分	是
	各条目得分相加之和≥17分,同时其他8种体质得分均≤10分	基本是
	不满足上述条件者	否

➢ **注意事项**

信息采集:提醒受试者以一年内的感受与体验为判断依据,而非即时感受。参照括号内的描述向受试者解释其不能理解的条目,但不能主观引导受试者的选择。

表格填写:逐条逐项填写,杜绝漏填。每一个问题只能选一个选项,在最符合的选项上划"√"。如出现规律性选项等情况,需要核实。

体质判定:偏颇体质正向计分,平和质有4个条目反向计分(即 1→5,2→4,3→3,4→2,5→1)。判定平和质时,除了达到得分条件外,同时其他 8 种体质得分均≤10 分。当每种体质得分相加均≤8 分,出现无法判断体质类型等情况,则需 2 周后重新填写。

附二
曙光医院治未病中心
医生门诊信息

张晓天

高血压、亚健康专家门诊：周三上午（东院）、周四下午（西院）

艾　静

高血压专家门诊：周二上午（东院）、周四上午（西院）

朱蕴华

糖尿病专家门诊：周一、周四上午（东院）

郑　珏

脂肪肝专病门诊：周二全天（东院）

郭丽雯

便秘专病门诊：周五全天（东院）

汤峥丽

高血压专病门诊：周一、周四下午（东院）

王　莹

冠心病专病门诊：周三下午（东院）

亚健康专病门诊：周三上午（东院）